Manfred Neuhold

# Sauerkraut

## macht gesund und schön

Gut für Herz und Kreislauf,
Magen und Darm

Stärkt die Abwehrkraft

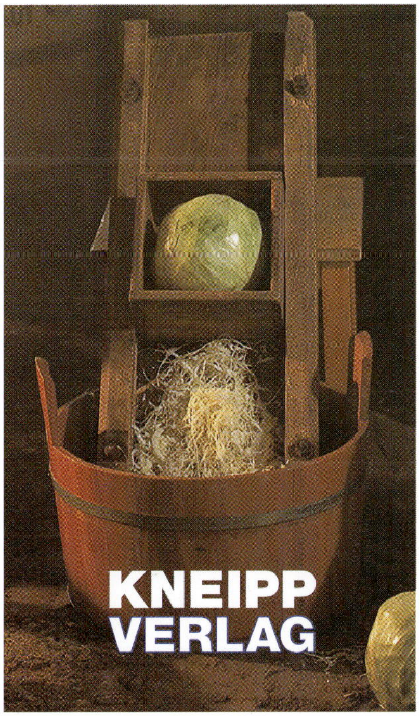

ISBN 3-901794-59-X



Autor: Manfred Neuhold.

Fotonachweis:
Titelbild (Firma Moser, A-8720 Knittelfeld), Efko, Eisl, Kneipp-Verlag.
Thomas Deutsch, Foodstylistin Karin Marek: Seiten 36, 37, 39, 41, 49, 53, 55, 57, 59, 61, 63, 65, 67, 69, 71, 79

Layout, Fotosatz, technische Bearbeitung: Verlag des Österreichischen Kneippbundes Ges.m.b.H.

Druck: Theiss GmbH, A-9400 Wolfsberg.

1. Auflage

Leoben, Jänner 2002

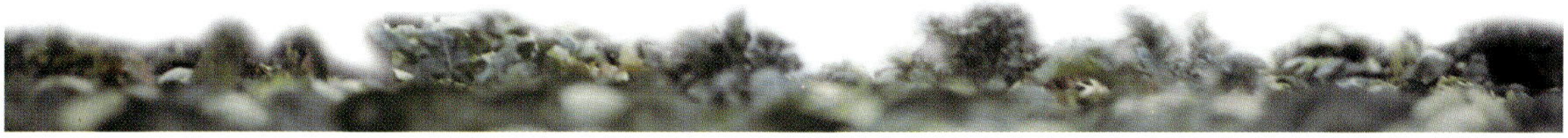

# Inhalt



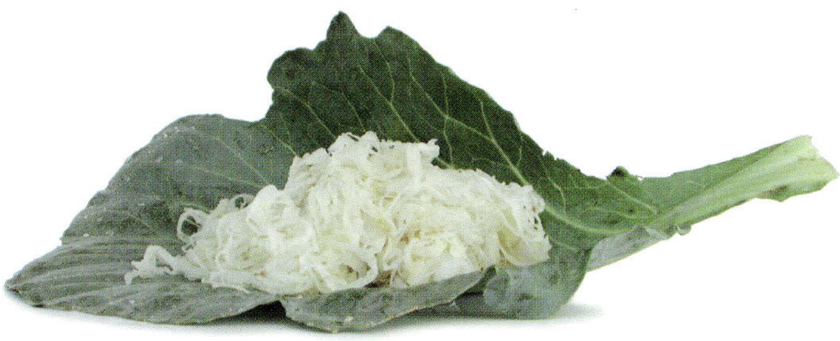

# Inhalt



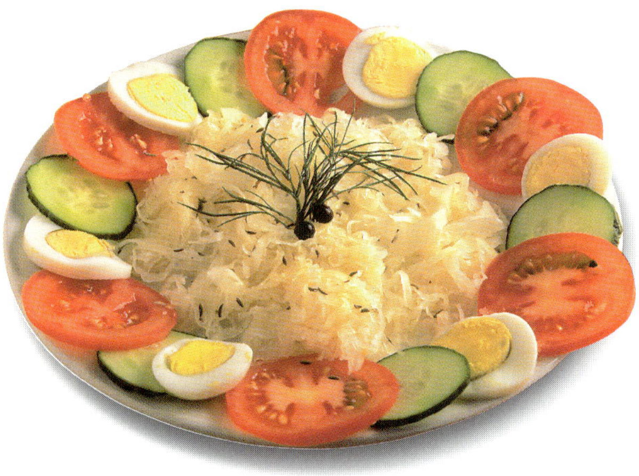

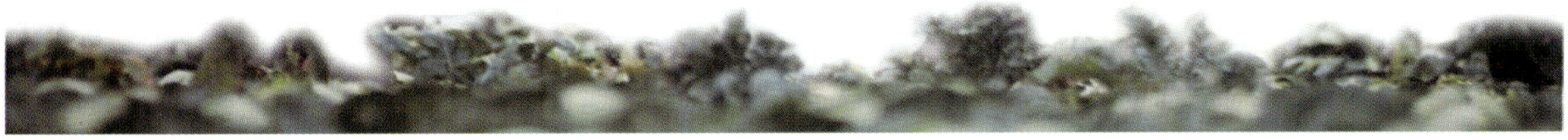

# Einfach – aber voller Saft und Kraft

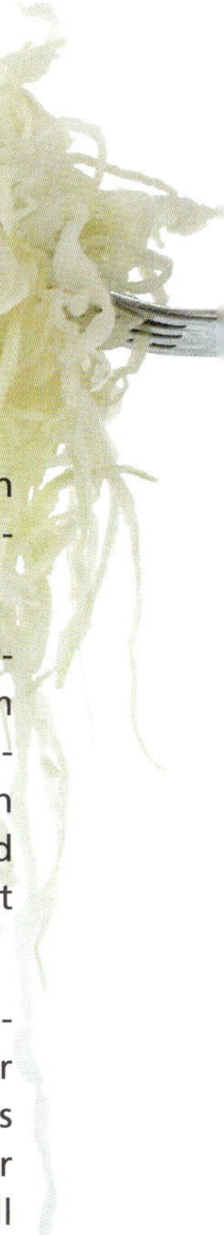

Alle wirklich guten Dinge im Leben sind einfach. Der beste Beweis dafür ist das Sauerkraut. Jeder kennt es, fast jeder mag es. Die vielfältigen Möglichkeiten seiner Verwendung machen es auch leicht, Sauerkrautgerichte schmackhaft zuzubereiten. Und das ist ein Segen. Denn so vielseitig wie seine Verwendungsmöglichkeit, so vielschichtig ist die gesundheitsfördernde Wirkung des milchsauer vergorenen Kohls.

Sauerkraut ist eine Spezialität der mitteleuropäischen Küche. Seit Jahrhunderten – wahrscheinlich sogar seit Beginn des planvollen Gemüseanbaues – ist der vergorene Weißkohl das Wintergemüse schlechthin. Er stellt die Versorgung mit Vitaminen, Ballast- und Mineralstoffen in den Monaten sicher, in denen es kein Frischgemüse gibt.

Aber im Sauerkraut steckt noch viel mehr als »nur« eine geballte Ladung an Vitalstoffen. Schon der griechische Arzt Hippokrates forderte, dass die tägliche Nahrung die Medizin sein solle. Was könnte dieser Forderung besser entsprechen als das Sauerkraut! Gegen alle möglichen Krankheiten und Beschwerden – von Rheuma über Verdauungsstörungen bis zum »Kater« – gilt es in der Volksmedizin als bewährtes Heilmittel. Pfarrer Kneipp verordnete Sauerkraut und Sauerkrautsaft bei verschiedensten Leiden. Er erkannte auch, dass eine gestörte Darmflora der Nährboden für viele Krankheiten – von Hautunreinheiten über Magen- und Darmgeschwüre bis zu Krebs – ist.

Die Milchsäurebakterien im Sauerkraut helfen dem ab. Sie halten die Darmflora im Gleichgewicht und schützen vor Geschwüren. Darüber hinaus senkt Sauerkraut den Cholesterinspiegel, wirkt entschlackend und entgiftend, regt die Verdauung an und hilft auf natürliche Weise beim Abnehmen.

Das wäre schon Grund genug, Sauerkraut regelmäßig auf den Tisch zu bringen. Aber Sauerkraut hat noch einen Vorteil: Es schmeckt! Und es ist die Grundlage einer Vielzahl köstlicher Speisen. Ob traditionell oder kreativ, ob als Mittelpunkt oder als Beilage – Kochen mit Sauerkraut lässt keine Eintönigkeit aufkommen.

Übrigens: Auch die traditionelle koreanische Küche kennt und liebt das Sauerkraut. Kimchi wird aus Chinakohl hergestellt und bildet die Grundlage phantasievoller Rohkost-Teller. Daneben gilt es als Krebsvorbeugung.

In diesem Buch erfahren Sie, wie Sauerkraut hergestellt wird – das wussten bereits die alten Griechen –, was es an Wirk- und Heilstoffen enthält, welche Bedeutung es für die Gesundheitsvorsorge hat. Und dazu jede Menge an Rezepten für den gesunden Genuss mit Sauerkraut.

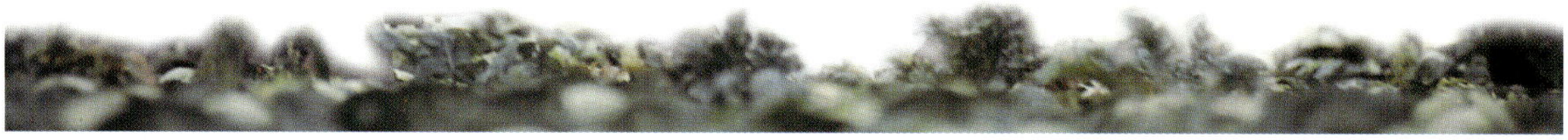

## Römisch, deutsch, chinesisch – egal:

# Sauerkraut hat Tradition

Während des Zweiten Weltkriegs nannten die Engländer die Deutschen »the krauts«. Sie griffen damit ein Vorurteil auf, das das Sauerkraut als urwüchsig-deutsches Gemüse in jedem deutschen Kochtopf sieht. Wie alle Vorurteile entbehrte auch dieses jeder faktischen Grundlage. Es geht wahrscheinlich auf die im 18. Jahrhundert weit verbreiteten Zeichnungen des berüchtigten Satirikers und Karikaturisten James Gillray zurück. Gillray stellte die Deutschen als dickbäuchige, pickelbehelmte Sauerkrautesser dar. Auf eines lassen diese Karikaturen trotzdem schließen: Nachdem Sauerkraut nicht dick macht – ganz im Gegenteil! –, müssen Gillrays deutsche Gourmets das Sauerkraut zweifellos als Beilage zu Braten und fetten Würsteln genossen haben. Dieser Schluss steht auf festen Beinen, denn Sauerkraut hilft bei der Fettverdauung und macht fette Speisen bekömmlicher. Deshalb gehört das Sauerkraut auch zum traditionellen Schweinsbraten mit Semmelknödel. Aber das nur als Nebenbemerkung. Schauen wir zuerst einmal, wo das Sauerkraut tatsächlich herkommt.

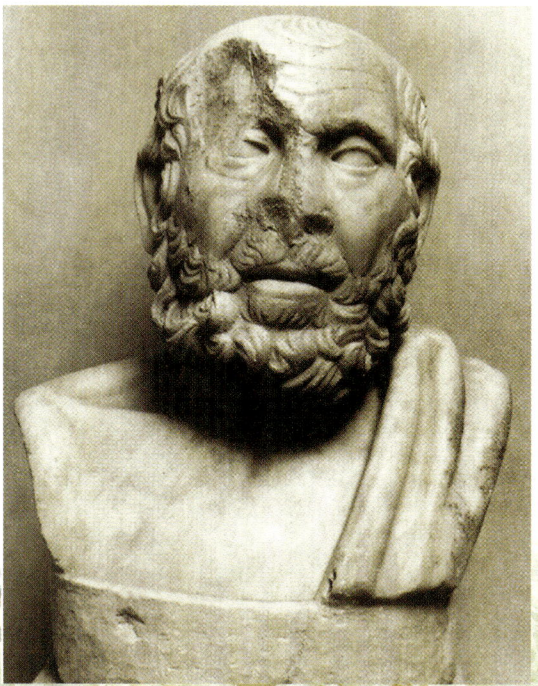

*Die erste schriftliche Erwähnung des Sauerkrauts finden wir beim griechischen Arzt Hippokrates (ca. 460 – 377 v. Chr.).*

Die erste schriftliche Erwähnung des Sauerkrauts finden wir beim griechischen Arzt Hippokrates (ca. 460 – 377 v. Chr.) im vierten vorchristlichen Jahrhundert. Er bezeichnete den vergorenen Kohl als wirkungsvolles Heilmittel bei allen Arten von Verdauungsbeschwerden und verwies speziell auf seine abführende Wirkung. Hippokrates führte alle Leiden auf eine fehlerhafte Mischung der Körpersäfte zurück. Er sah im rohen wie im vergorenen Kohl das Mittel, um das Gleichgewicht der Säfte wieder herzustellen.

Etwa 100 Jahre später zählte Theophrastus von Eresos (ca. 372 – 287 v. Chr.) in seiner systematischen Botanik bereits drei verschiedene Arten von Kohl auf. Und er empfiehlt, den Kohl nur kurz zu kochen. Durch zu langes Kochen verliert er nämlich – wie jedes Gemüse – beträchtlich an Inhaltsstoffen und damit an gesundheitsfördernder Wirkung.

Aristoteles, der große Philosoph der griechischen Antike (384 – 322 v. Chr.), widmete manche seiner tiefen Gedanken auch dem Kraut. In seinem Werk »Problemata Physica« befasst er sich mit dem Umstand, dass Kohl den Kater nach zu ausgiebigem Weingenuss mildern kann.

Der Wissende ließ es allerdings gar nicht zum Kater kommen: Er aß den Kohl, bevor er sich dem Wein hingab und sperrte damit den Kater aus.

In China begann man etwa zur gleichen Zeit – nämlich 221 v. Chr. – unter Kaiser Qui Shi Huang Di mit dem Bau der Chinesischen Mauer.
Ein Heer von Bauarbeitern musste nicht nur ausreichend, sondern auch gesund ernährt werden. Das Problem dabei war in erster Linie kein finanzielles, sondern ein transportlogistisches: Gewaltige Mengen an Nahrungsmitteln mussten über weite Strecken transportiert werden. Und sie mussten den meist wochenlangen Transport mit minimalen Qualitätsverlusten überstehen. Wie das im China des dritten vorchristlichen Jahrhunderts gelang? – Nun, mit Reis und Sauerkraut! Der lang haltbare Reis lieferte die Energie, das Sauerkraut die Gesundheit. Die alten Chinesen wussten offensichtlich bereits Bescheid über die Haltbarmachung von Kohl durch Milchsäuregärung.

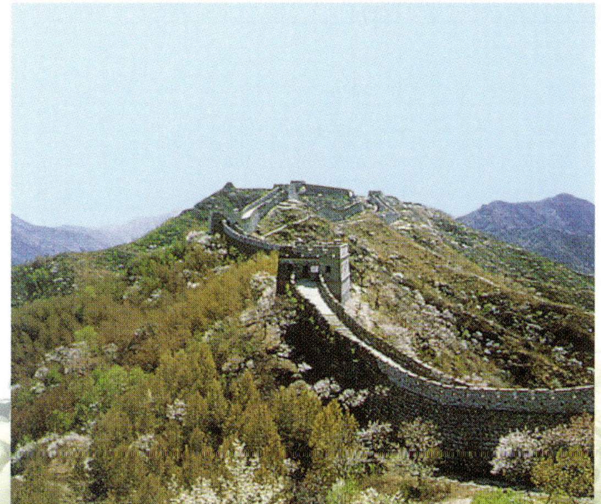

*Beim Bau der Chinesischen Mauer wurde ein Heer von Bauarbeitern mit Sauerkraut und Reis ernährt!*

## Schon die Römer kannten Sauerkraut

Nach Mitteleuropa kam der Kohl als Gemüsepflanze mit den römischen Legionen. Ob auch sie es waren, die das Wissen über die Sauerkrautherstellung mitbrachten, wird gelegentlich bezweifelt. Die Skeptiker glauben eher, dass es mongolische Reiterstämme waren. Zum Schutz vor ihnen wurde die Chinesische Mauer errichtet – und angeblich führte der zumeist kriegerische Kontakt der Mongolen mit den Chinesen zur Bekanntschaft der Mongolen mit dem Sauerkraut. Der Vorteil des milchsauer vergorenen und damit lange haltbaren Gemüses für die nomadisierenden Stämme liegt auf der Hand. Allerdings: Auch die Römer wussten über die Sauerkrautherstellung Bescheid.

Der Naturphilosoph Marcus Porcius Cato (Cato der Ältere, 234 – ca. 150 v. Chr.) widmete in seinem Werk »De agricultura« ein umfangreiches Kapitel dem sauren Kohl und seiner wohltuenden Wirkung. Immerhin sei, wie Cato ausführt, Rom dank des sauren Kohls an die 600 Jahre lang ohne Ärzte ausgekommen!

Aus den Schriften Catos wissen wir auch einiges über die volksmedizinische Verwendung des Kohls im alten Rom.

Funktionierte die Verdauung nicht, litt man unter Übelkeit, Erbrechen, Durchfall oder Verstopfung – eine mehrtägige Kur mit gesäuertem Kohl half dem ab.

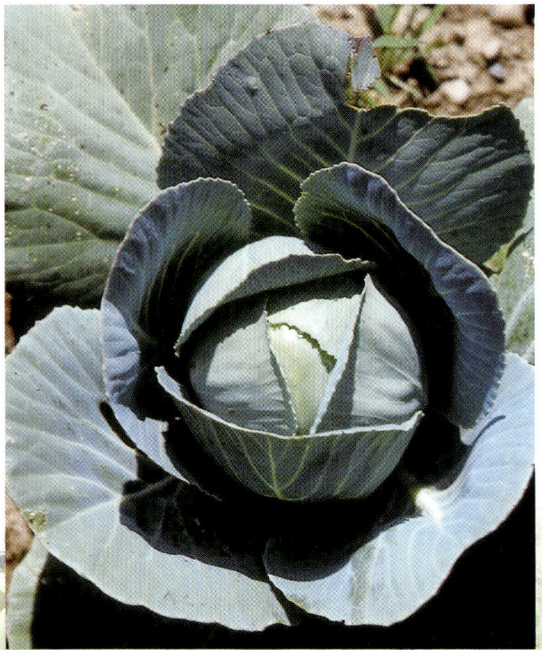

*Nach Mitteleuropa kam der Kohl als Gemüsepflanze mit den römischen Legionen.*

Rekonvaleszenten kamen durch das saure Kraut wieder zu Kräften und stillenden Müttern vermehrte es die Milch.

Bei Geschwüren oder Schlangenbissen wurden die Kohlblätter als Umschlag äußerlich angewendet. Und Schwerhörigkeit lasse sich, so Cato, mindern oder gar heilen, wenn man warmen Kohlsaft ins Ohr träufle. Schließlich mache häufiger Genuss von saurem Kohl trübe Augen wieder hell.

Aus dem 1. Jahrhundert v. Chr. stammt das bis ins Zeitalter der Renaissance maßgebliche Werk der Arzneimittelkunde: »De materia medica« des griechischen Arztes Dioskurides. Fast unnötig zu sagen, dass auch hier der Kohl eine wichtige Stellung einnimmt: Zur Reinigung des Körpers von innen, gegen Trunkenheit und deren Folgen, und äußerlich als Umschlag aus Kohlblättern gegen Geschwüre, Gliederschmerzen und zur Unterstützung der Wundheilung.

Im antiken Rom war der gesäuerte Kohl eines der wichtigsten Volksnahrungsmittel. Die Herstellung dieses »Sauerkrauts« unterscheidet sich allerdings etwas von der heute üblichen. Man salzte die Kohlköpfe, gab sie im Ganzen in große Tonkrüge und füllte diese mit Essig auf. Also kein Sauerkraut durch Milchsäuregärung, sondern sauer eingelegter Kohl.

Auf diese Art wurde auch der Kohl als Marschverpflegung für die Legionen konserviert.

Dass schon bei den Römern Kohl nicht gleich Kohl war, wissen wir von Junius Moderatus Columella. Er war um die Mitte des 1. nachchristlichen Jahrhunderts ein bedeutender Gemüselieferant für die Hauptstadt Rom.

Auf seinen weitläufigen Gütern in der spanischen Provinz Cadiz pflanzte er zehn verschiedene Kohlarten. Er schrieb darüber in seinem Buch »De re rustica« – und er lieferte eine Reihe von Rezepten für die Zubereitung seines Kohls gleich mit.

Jedenfalls: Auch wenn es keine genauen schriftlichen Quellen über den Weg des Kohls nach Mitteleuropa gibt – er dürfte wohl mit den römischen Legionen einmarschiert sein! Weder bei Caesar noch bei Tacitus finden sich Hinweise darauf, dass Gallier oder Germanen im Kraut schwelgten. Dagegen war der Kohl das Grundnahrungsmittel der Legionäre. Und es ist nahe liegend, dass die üppig gedeihende und problemlos zu ziehende Kulturpflanze Kohl umgehend in den eroberten Gebieten angebaut wurde. Einerseits, um die Truppenverpflegung zu sichern, und andererseits, um die Bauern sesshaft – und damit kontrollierbarer – zu machen.

Mit dem Ende des römischen Imperiums wird es auch still um den Kohl. In der Literatur natürlich nur; auf den Speiseplänen der Mitteleuropäer dürfte der Kohl zu dieser Zeit bereits seinen festen Platz eingenommen haben. Und im Zuge der Völkerwanderung kam dann der entscheidende Anstoß, der den Kohl endgültig zum Sauerkraut werden ließ: Mit jenen Mongolenstämmen nämlich, gegen die ein halbes Jahrtausend zuvor mit der Errichtung der Chinesischen Mauer begonnen wurde!

Auf Grund von archäologischen Funden aus dem Bereich vom Kaukasus bis zur ungarischen Tiefebene lässt sich nachvollziehen, dass die nomadisierenden Reitervölker Sauerkraut durch Milchsäuregärung herstellten.

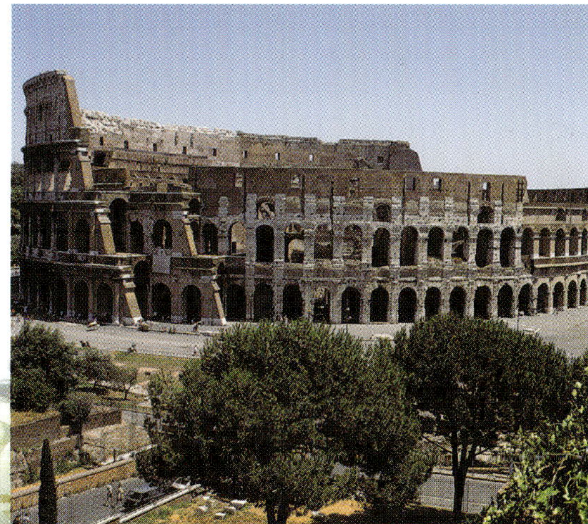

*Im antiken Rom war der gesäuerte Kohl eines der wichtigsten Volksnahrungsmittel.*

Also genau so, wie es heute noch üblich ist: klein schneiden, einsalzen, unter Luftabschluss gären lassen. Wahrscheinlich war der Anbau von Kohl und seine Konservierung als Sauerkraut Sache der Frauen im Sommerlager, während die Männer als Hirten oder Krieger unterwegs waren.

Das geschnittene und eingesalzene Kraut wurde in Gärgruben vergoren – eine Herstellungsweise, die im Burgenland und in der Oststeiermark bis in die Zeit nach dem Ersten Weltkrieg praktiziert wurde. Dieses »Grubenkraut« hat einen äußerst strengen Geruch, muss drei bis vier Stunden gekocht werden, schmeckt dann aber einzigartig!

Bald nach der Völkerwanderung begannen in Mitteleuropa die Mönche ihre Klöster zu errichten und die Klostergärten anzulegen. Die Klostergärten bestanden aus dem Kräutergarten mit den Heil- und Gewürzkräutern und aus dem Gemüsegarten für den Großteil der täglichen Nahrung. Fast selbstverständlich, dass dabei der Kohl – und in der Folge das Sauerkraut – eine dominierende Stellung einnahm.

Eines der bedeutendsten Zeugnisse darüber ist das »Capitulare de villis«, eine Handschrift aus dem Jahr 795. Sie wurde von einem Benediktinermönch im Auftrag Karls des Großen (742 – 814) verfasst und stellt quasi die erste Gartenbauverordnung der europäischen Geschichte dar.

## Sauerkraut als Klosterkost

Egal, wie man Karl den Großen in seiner historisch-politischen Bedeutung sieht: Seine Verdienste um den Gartenbau, die Urbarmachung weiter Teile Mitteleuropas und die landwirtschaftliche Ausbildung der Bauern sind über jeden Zweifel erhaben. Rund um Karls Kaiserpfalz in Aachen gab es ausgedehnte Gartenanlagen. Man kann sie durchaus als eine Art landwirtschaftliche Versuchsanstalt betrachten. Denn viele Arten von Gemüse und Kräutern wurden hier erstmals kultiviert, sorgfältig dem Klima angepasst und die Samen an die Klöster im gesamten karolingischen Europa verschickt.

Damals waren nämlich die Klöster Mittelpunkt der Kultur und weitaus bedeutsamer als die wenigen Städte. Die Klöster wurden von Karl mit einer Reihe von Privilegien ausgestattet. Im Gegenzug mussten sie allerdings Schulen errichten und darüber hinaus ihren Beitrag zur Volksbildung leisten. Das betraf auch den Gartenbau. So ist aus dem Kloster Ranshofen am Inn überliefert, dass der Bruder Gärtner einmal im Jahr durch das Land zog und die Bauern im Anbau von Kräutern und Gemüse unterwies. Natürlich ging es dabei auch um den Kohl.

Die Klöster förderten den Anbau von Kohl und seine Konservierung als Sauerkraut, wo immer Boden und Klima es zuließen. Eine diesbezügliche Verordnung des Bistums Freising ist aus dem frühen 11. Jahrhundert überliefert. Und dieses Bistum erstreckte sich von Niederbayern bis Kärnten und Friaul.

Damit sind wir zeitlich bei Hildegard von Bingen (1098 – 1179) angelangt. Die – in letzter Zeit wieder – hochberühmte Äbtissin und Mystikerin kannte nicht nur die Schriften der antiken Mediziner. Als Mädchen vom Land war ihr das Sauerkraut auch praktisch ein Begriff. Beide Aspekte finden wir in ihrem

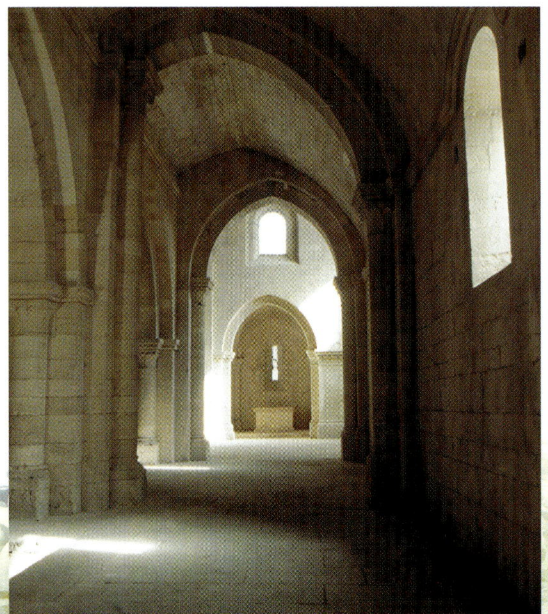

*Die Klöster förderten den Anbau von Kohl und seine Konservierung als Sauerkraut.*

heilkundlichen Werk »Causae et Curae«: Einerseits die Lehre des Hippokrates und die Auffassung, dass Wohlbefinden und Gesundheit von der richtigen Zusammensetzung der Körpersäfte abhängen. Andererseits die Erkenntnis, dass diese Ausgewogenheit durch richtige Ernährung erhalten und, wenn sie verloren gegangen ist, wieder hergestellt werden kann. Nicht nur der Dinkel spielt bei Hildegard dabei eine wichtige Rolle, auch das Sauerkraut. Denn alles Saure trägt zur inneren Reinigung bei.

Hätten nicht nur Hildegard von Bingen und viele andere Gelehrte in den Klöstern, sondern auch Handelsherren und Seefahrer Plinius gelesen, wäre unzähligen Matrosen der qualvolle Tod durch Skorbut erspart geblieben. In seiner »Naturalis historiae« empfahl er schon im 1. Jahrhundert nach Christus, auf Seereisen Sauerkraut mitzunehmen. Natürlich wusste Plinius nur über die gesundheitsbewahrende Wirkung des sauren Kohls Bescheid, nicht über seinen Gehalt an Vitaminen und Mineralstoffen und deren lebenswichtige Bedeutung.

Für die Seefahrer des Mittelalters galt Skorbut, eine Vitamin-C-Mangelkrankheit, als »Pest des Meeres«. Die damals übliche Seefahrerkost aus Pökelfleisch, Zwieback und Alkohol – das Trinkwasser wurde faulig – ließ Mangelerscheinungen geradezu zwangsweise auftreten. Es begann mit Zahnfleischbluten und Zahnausfall und führte über Blutungen unter der Haut und Gelenkentzündungen zum Tod.

Als Vasco da Gama 1497 von seiner Umsegelung des Kaps der guten Hoffnung nach Lissabon zurückkehrte, hatten von seinen ursprünglich 162 Matrosen nur 55 den Skorbut

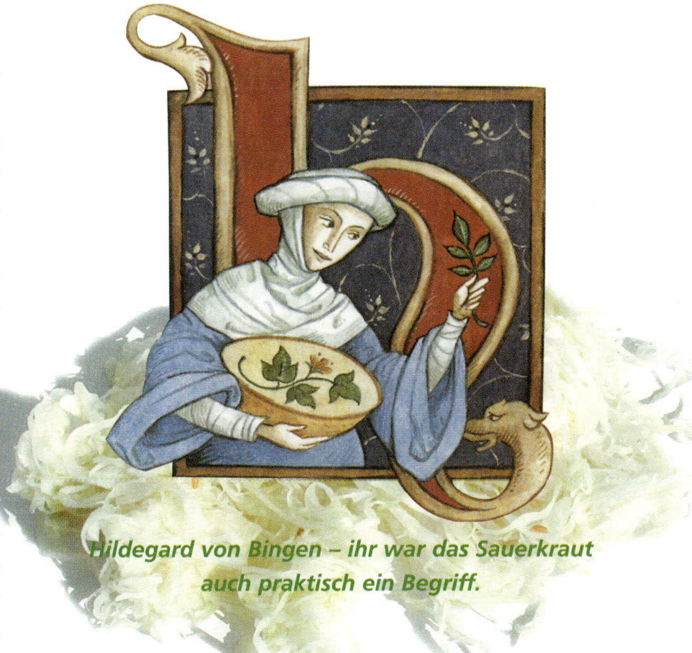

*Hildegard von Bingen – ihr war das Sauerkraut auch praktisch ein Begriff.*

überlebt. Und auch diese großteils mit schweren, bleibenden Schäden.

Dieser Schrecken der Seefahrer verblasste erst, als 200 Jahre später der britische Kapitän James Cook auftauchte. Ihm ging es nicht nur darum, als erster die Welt zu umsegeln. Er machte sich auch Gedanken um die Gesundheit seiner Schiffsbesatzung. Deshalb nahm er beträchtliche Mengen Sauerkraut mit an Bord. Jeder Matrose erhielt davon täglich zwei Pfund – und kein einziger erkrankte oder starb gar an Skorbut! Insgesamt wurden auf dieser ersten Weltumsegelung etwa 60 Tonnen Sauerkraut verzehrt.

Trotz extremer Klimaschwankungen und einer Reisezeit von rund drei Jahren verdarb das Sauerkraut nicht. Damit war für das Sauerkraut der endgültige Durchbruch geschafft. Von da an war es die Seefahrer- und Truppenverpflegung schlechthin – und nicht nur für das preußische Militär, wie uns der Satiriker James Gillray weismachen wollte.

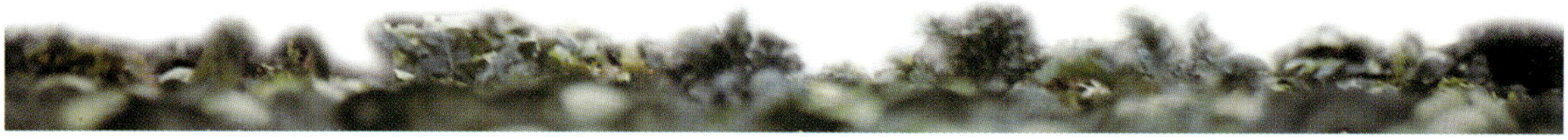

# So wird das Kraut zum Sauerkraut

Auch wenn für den Sauerkrautgenießer kaum Unterschiede erkennbar sind: Sauerkraut ist nicht gleich Sauerkraut! Es gibt einige Unterschiede: nicht nur im Geschmack, auch hinsichtlich des Gehalts an Vitalstoffen.

Das beginnt schon bei den Kohlsorten, die für die Sauerkrautherstellung verwendet werden.

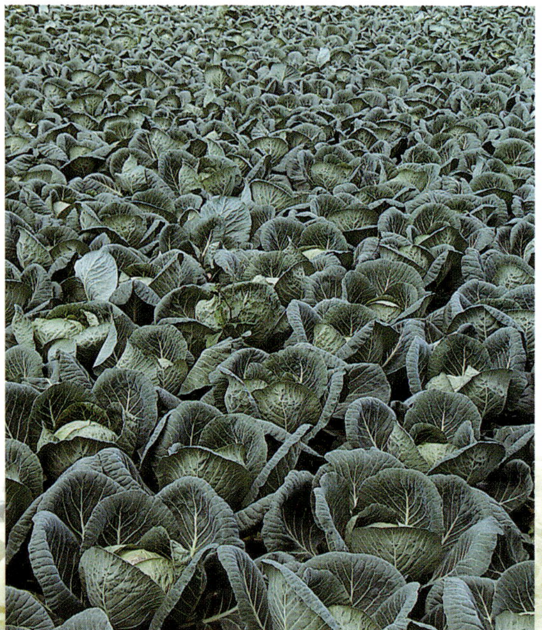

*Der klassische Kohl für das Sauerkraut ist der Weißkohl.*

Der klassische Kohl für das Sauerkraut ist der Weißkohl. Die Unterschiede zwischen den einzelnen Sorten zeigen sich vor allem in der Reifezeit. Die Frühsorte, der »Sommerkohl«, ist kugelrund mit dunklen, fast blaugrünen und locker um den Kopf liegenden Deckblättern. Er wird ab Juli geerntet, in sehr guten Lagen auch schon ab Mitte Juni. Der spätreife Kohl oder »Herbstkohl« zeigt dagegen dicht geschlossene Deckblätter. Er ist winterhart und lässt sich gut lagern. Durch die unterschiedliche Reifezeit der beiden Sorten ist frischer Weißkohl beinahe das ganze Jahr über erhältlich. Trotzdem: Der weitaus größere Teil der herbstlichen Weißkohlernte wird zu Sauerkraut verarbeitet.

Die spätreifen Weißkohlsorten sind zumeist jene, die auch in den Hausgärten gezogen werden. Sie können sich mit einer beträchtlichen Bandbreite an Klima- und Bodenverhältnissen arrangieren. Am besten gedeihen sie jedoch bei mildem Klima, höherer Luftfeuchtigkeit und eher tiefgründigem Boden. Die Zentren des landwirtschaftlichen Weißkohlanbaues findet man dementsprechend in der Steiermark und in Ober- und Niederösterreich, in Niederbayern, Baden-Württemberg und im Elsass. Der Reifezeit entsprechend wird der Kohl für die Sauerkrauterzeugung vorwiegend von August bis Oktober geerntet.

Damit aus dem Kohl hochwertiges und schmackhaftes Sauerkraut werden kann, muss er etwas Wesentliches schon vom Feld mitbringen: die Milchsäurebakterien. Sie entwickeln sich während der Reifezeit des Kohls auf seinen Blättern. Dazu brauchen sie entsprechende Nahrung und natürlich auch ausreichend Zeit. Frühkohlsorten, die bereits ab Mitte Juni geerntet und ab Ende August als fertiges Sauerkraut angeboten werden, weisen deshalb eine deutlich geringere Dichte der Bakterienkultur auf. Für den Endverbraucher, den Sauerkrautgenießer, ist allerdings der Unterschied zwischen Frühkohl und Herbstkohl geschmacklich kaum feststellbar. Er tritt vor allem bei der Verarbeitung zu Tage.

Frühkohl hat einen höheren Wasseranteil. Beim Einsalzen und Stampfen tritt mehr Zellsaft aus als beim Herbstkohl. Deshalb ergibt der Frühkohl mehr Lake und weniger Kraut als die spät reifenden Sorten. Durch die kürzere Reifezeit ist zudem der Gehalt an Vitaminen und Zucker geringer. Nach der milchsauren Vergärung weist das Kraut aus Frühkohl einen geringeren Restzuckergehalt auf.

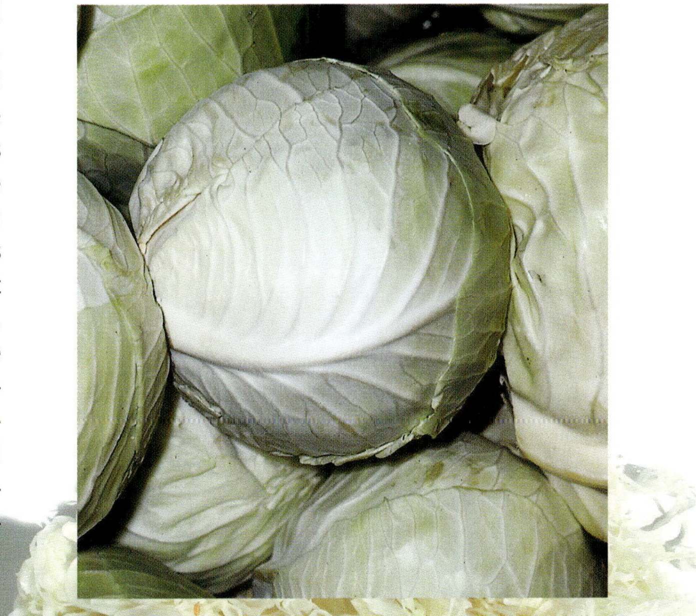

*Für die industrielle Sauerkrauterzeugung müssen die Kohlköpfe hinsichtlich Aussehen und Größe bestimmten Standards entsprechen.*

## Rundkohl ist »industriefreundlich«

Bis zum Beginn der industriellen Sauerkrauterzeugung war neben den heute fast ausschließlich verwendeten Rundkohlsorten auch der Spitzkohl weit verbreitet. Obwohl dem runden Weißkohl in Geschmack und Inhaltsstoffen sehr ähnlich, zeigt er eine länglich-ovale Form. Es dürfte sich um die ursprüngliche Form des europäischen Wildkohls handeln. In Teilen Deutschlands gilt der Spitzkohl heute als besondere Spezialität. Er wird vor allem von Bauern für den Ab-Hof-Verkauf angebaut, häufig auch für die Erzeugung von Bio-Sauerkraut.

Für die mechanisierte Verarbeitung zu Sauerkraut kommt der Spitzkohl jedoch nicht in Frage. Vor dem Einschneiden müssen die groben Außenblätter entfernt werden, der Strunk ist bis zu dreimal so lang wie beim Rundkohl und die ovale Form widersetzt sich dem automatischen Transport der Kohlköpfe auf Förderbändern heftiger als die kugelrunde.

Der ökologische Anbau von Weißkohl – auch als Rundkohl – hat für das Endprodukt

Sauerkraut zwar kaum geschmackliche Auswirkungen, aber doch hinsichtlich der Inhaltsstoffe und der Konsistenz.

Kohlköpfe, die ohne zusätzliche Mineraldüngung heranwachsen, tun dies langsamer. Dadurch haben sie mehr Zeit, sich mit Vitalstoffen anzureichern. Sie weisen in der Reife einen höheren Gehalt an Trockensubstanz und auf den Blättern eine höhere Dichte an Milchsäurebakterien auf. Mehr Trockensubstanz ergibt einen höheren Anteil an vergärbaren Kohlenhydraten. Das ist ein Vorteil, den auch die Sauerkrautfabrikanten zunehmend zu schätzen wissen. Sauerkraut von überdüngten Äckern bereitet diesen nämlich einige Probleme. So führt ein zu hoher Stickstoffgehalt des Bodens zu lockeren Kohlköpfen, die sich schwer schneiden lassen und zudem nur kurze Zeit gelagert werden können. Der Mangan-Mangel ausgelaugter Böden hemmt die Entwicklung der Milchsäurebakterien, denn Mangan ist eines ihrer Grundnahrungsmittel. Zugleich führt er beim Kohl selbst zu Braunverfärbungen und zum Absterben der Blattspitzen im Inneren des Kopfes. Man sieht also: Sauerkraut ist so nahe an der Natur, dass auch sein Rohstoff, der Weißkohl, naturnah wachsen muss. Nur dann wird aus der Gemeinschaft von Kohlblättern und Bakterien auch tatsächlich Sauerkraut – egal, ob im Holzfässchen zu Hause oder im Gärsilo in der Fabrik.

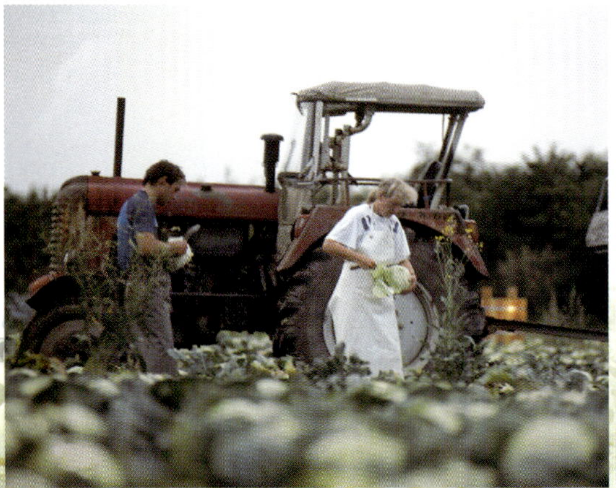

*Die Ernte der Kohlköpfe erfolgt auch heute weitgehend in händischer Arbeit.*

Für die industrielle Sauerkrauterzeugung müssen die Kohlköpfe hinsichtlich Aussehen und Größe bestimmten Standards entsprechen. Es werden feste, fast weiße Köpfe mit einem Gewicht ab drei Kilogramm verlangt. So lassen Fruchtzuckergehalt, Aroma und Strunkanteil gleich bleibende Qualität im Zuge der mechanisierten Verarbeitung erwarten. Die kleineren und eher grünen Kohlköpfe werden als solche verkauft – für sie führt kein Weg in die Gärbecken.

Sauerkraut wird schon seit mehr als hundert Jahren industriell hergestellt. Aber egal, ob Sauerkraut zu Hause im kleinen Holzfass oder im Gärsilo einer Fabrik hergestellt wird – das Prinzip ist immer dasselbe. Oder anders gesagt: Das von der Natur vorgezeichnete Verfahren der milchsauren Gärung ist so einfach und dabei so perfekt, dass man zwar die Arbeitsschritte rationalisieren und den Ablauf penibel kontrollieren, aber kaum etwas am Vorgang selbst verändern kann. Deshalb ist Sauerkraut eines jener Nahrungsmittel, die sich auch in der industriellen Erzeugung die ursprüngliche Natürlichkeit bewahren konnten.

Die Ernte der Kohlköpfe auf dem Feld ist eine mühsame Sache. Auch heute erfolgt sie noch weitgehend in händischer Arbeit, denn die Vorbereitung der Kohlköpfe für die

Sauerkrautherstellung beginnt eigentlich schon bei der Ernte. Sie werden sorgfältig ausgeschnitten, die äußeren, grünen Blätter lässt man auf dem Feld zurück. Nach der Anlieferung werden in der Fabrik die harten und meist etwas verschmutzten Außenblätter entfernt, die Kohlköpfe geputzt und die Strünke ausgebohrt.

Bei der Sauerkrautherstellung im Haushalt wird der Kohl mit Hilfe des »Krauthobels« in feine Streifen geschnitten. In der Fabrik macht das eine Schneidemaschine mit rotierenden Messern. Wie dick die langfasrigen Streifen sein sollen, hängt von Kohlsorte, Festigkeit und auch von individuellen Vorstellungen ab. Jedenfalls: Nicht dünner als etwa 0,7 und nicht dicker als 2 Millimeter.

Das fein geschnittene Kraut wird über ein Förderband oder händisch mit einer Art Heugabel in die Gärbottiche befördert. An den Gärbottichen scheiden sich die Geister: Manche Hersteller schwören nach wie vor auf Holzfässer, weil die Milchsäurebakterien im »lebenden« Holz bessere Lebensbedingungen vorfinden und sich dies im Geschmack des Sauerkrauts auswirkt. Andere wiederum verwenden mit Kacheln oder Fliesen ausgekleidete Betonsilos.

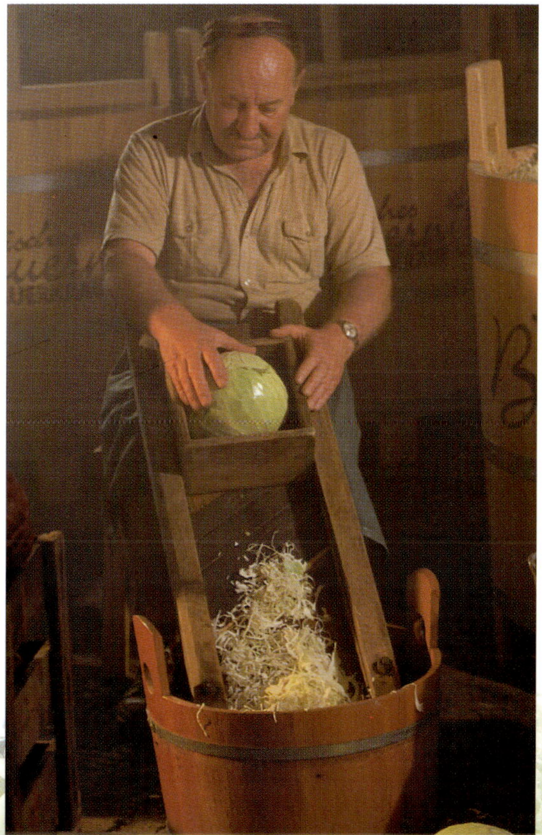

*Bei der Sauerkrautherstellung im Haushalt wird der Kohl mit Hilfe des »Krauthobels« in feine Streifen geschnitten.*

Gepresst wird das Kraut meist auf die traditionelle Art: mit den Füßen! Jede Lage Kraut wird gesalzen und dann von Arbeitern in klinisch sauberen Gummistiefeln so lange festgestampft, bis Wasser austritt. Dann kommt die nächste Ladung Kraut in den Behälter, wird mit einer Salzschicht bedeckt und wiederum gestampft. Das wiederholt sich so lange, bis der Bottich voll ist. Das Stampfen bewirkt übrigens nicht nur die Verdichtung des Krauts; auch der austretende Zellsaft hat eine Funktion: Er füllt die Zwischenräume und entfernt somit die Luft zwischen den Krautlagen! Der volle Bottich wird sodann luftdicht abgedeckt – oft auf die traditionelle Weise durch Holzbohlen, die mit Steinen oder Betonblöcken beschwert werden. In größeren Fabriken geschieht dies häufig mit einer starken Folie, auf welche Wasser gegossen wird oder mit wassergefüllten Gummimatten.

## Die Gärung ist das Um und Auf

Der eigentliche Gärvorgang verläuft dann in mehreren Phasen. Bei der milchsauren Vergärung des Sauerkrauts sind nämlich nicht nur die Milchsäurebakterien selbst, die »Laktobazillen«, beteiligt, sondern auch eine Reihe von anderen Bakterien und Hefepilzen. Je nach Kohlsorte, Temperatur und Salzgehalt dauert der Gärprozess zwischen drei und sechs Wochen. Während dieser Zeit entwickeln sich in einer bestimmten Reihenfolge die verschiedenen Bakterienarten und Hefepilze. Sie alle setzen eine bestimmte Substanz chemisch um, überlassen sie den Milchsäurebakterien zur Weiterverarbeitung und verschwinden sodann. Auf einem Gramm Sauerkraut während der ersten Gärphase tummeln sich etwa 400.000 Keime. Über 90 Prozent davon werden zu Milchsäurebakterien, der Rest zu deren »Hilfsarbeitern«. Alle diese Keime sind auf den Kohlblättern bereits von Natur aus vorhanden – durch Wind, Wetter und Insekten während des Wachstums auf dem Acker. Und diese natürliche Mikroflora sorgt nun im Gärbottich dafür, dass der Weißkohl zum Sauerkraut wird.

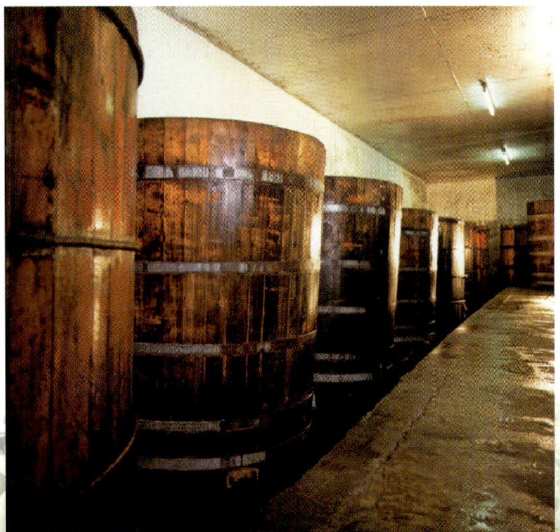

*Je nach Kohlsorte, Temperatur und Salzgehalt dauert der Gärprozess zwischen drei und sechs Wochen.*

In der ersten Phase der Vergärung tritt infolge des Einsalzens, Stampfens und Niederpressens der Zellsaft aus. Es bildet sich die Lake, die außer dem Salz auch schon Inhaltsstoffe des Kohls enthält. Die Lake ist die Nährlösung für die Bakterien. Eine Vielzahl dieser Mikroorganismen beginnt nun mit der Umarbeitung der vorhandenen Kohlenhydrate: Die Gärung setzt ein.

In der zweiten Gärungsphase wird der Sauerstoff knapp. Bakterien, die auf ihn angewiesen sind, stellen ihre Arbeit ein. Die Milchsäurebakterien hingegen kommen ohne Sauerstoff aus – sie vermehren sich nun beträchtlich. Auch der Restzuckergehalt wird immer geringer und die Lake immer saurer. Bakterien, die Zucker in Alkohol verwandeln, scheiden nun ebenfalls aus. Die Milchsäurebakterien jedoch fühlen sich in der sauren Umgebung besonders wohl und vermehren sich hemmungslos weiter. Diese zweite Phase ist nach etwa drei bis sechs Tagen abgeschlossen.

Die dritte Phase der Gärung wird fast ausschließlich von den Milchsäurebakterien bestimmt. Ein Milliliter Lake enthält bis zu sechs Millionen Milchsäurebakterien. Und sie tun das, was ihr Name vermuten lässt: Sie produzieren Milchsäure, den Konservierungsstoff für das Kraut.

In der vierten und letzten Phase der Vergärung kommen schließlich jene Bakterien zum Zug, deren Wirkung für den Geschmack des Sauerkrauts von Bedeutung ist.

Aus den Resten der noch vorhandenen Kohlenhydrate produzieren sie neben Milchsäure auch Essigsäure und Kohlendioxid. Für den Menschen schwer verdauliche Kohlenhydrate werden dabei weitgehend zersetzt. Deshalb ist Sauerkraut besser verträglich als frischer Kohl.

Wie lange der Gärprozess insgesamt dauert, hängt von Kohlsorte, Gärtemperatur, Salzkonzentration und dem anfänglichen Sauerstoffgehalt ab. Im Allgemeinen dauert es zwischen drei und sechs Wochen, bis das Sauerkraut vollständig ausgegoren ist.

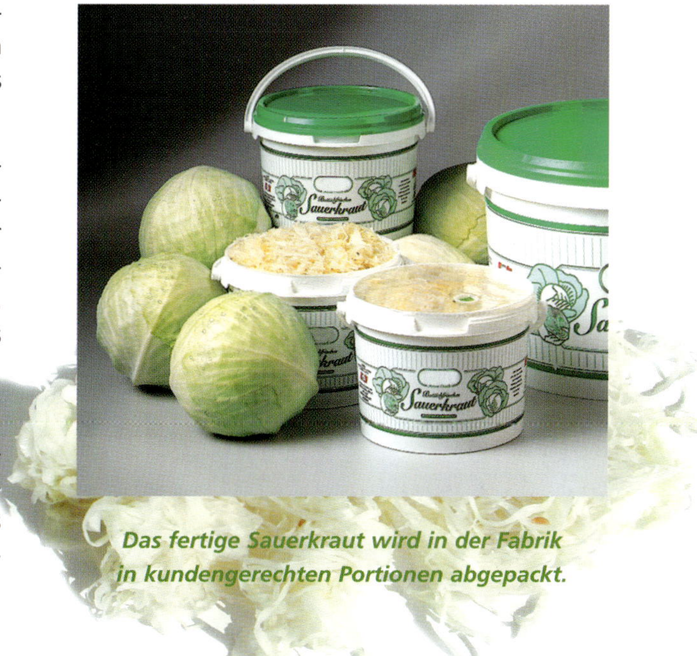


*Das fertige Sauerkraut wird in der Fabrik in kundengerechten Portionen abgepackt.*

## Appetitlich duftend und knackig im Biss

Das fertige Sauerkraut wird in der Fabrik in kundengerechten Portionen abgepackt. Die Verpackung in Kunststoffbeuteln – bei Spezialitäten-Sauerkraut auch in Gläsern – hat sich gegenüber jener in Dosen durchgesetzt. Das »Dosenkraut« ist ein sehr lange haltbares, meist pasteurisiertes oder sterilisiertes Sauerkraut. Es enthält keine lebenden Milchsäurebakterien. Im Geschäft erkennt man es schon daran, dass es nicht im Kühlregal gelagert wird.

Nicht erhitztes Sauerkraut trägt die Bezeichnung »frisch« oder »fassfrisch« und soll kühl gelagert werden. Im Geschäft oder im Supermarkt wird es in Kunststoffbeuteln oder Gläsern verpackt angeboten. Man findet es im Kühlregal. Dieses Sauerkraut enthält neben den Vitaminen, Mineralstoffen und den Stoffwechselprodukten der Bakterien auch die noch lebenden Milchsäurebakterien. Dieser Umstand erklärt seinen beträchtlichen gesundheitlichen Wert für den Magen-Darm-Bereich. Am gesündesten ist es roh.

Und wer jemals rohes Sauerkraut, vielleicht verfeinert mit einem Schuss Kürbiskernöl, genossen hat, wird sich diesen Genuss nicht oft genug gönnen können!

Beim Kochen gehen naturgemäß viele der wertvollen Inhaltsstoffe verloren. In erster Linie sind davon Vitamin C und die lebenden Bakterien betroffen. Es ist deshalb ein guter Tipp, dem gekochten Sauerkraut unmittelbar vor dem Servieren etwas rohes Sauerkraut unterzumengen. So hat man von beidem etwas: den Geschmack des gekochten und die Vitalstoffe des rohen Sauerkrauts.

Im Handel angebotenes Sauerkraut unterliegt den strengen Richtlinien und Kontrollen des Lebensmittelgesetzes. Dieses hat ein Auge darauf, dass tatsächlich Sauerkraut drinnen ist, wo Sauerkraut draufsteht. Denn was sich Sauerkraut nennen darf, ist vom Gesetzgeber ganz genau definiert. Demnach ist Sauerkraut »das Erzeugnis aus in annähernd gleichmäßige Streifen geschnittenem Weißkohl, das nach Zugabe von Kochsalz ausschließlich durch natürliche Gärungsvorgänge – und zwar im Wesentlichen durch Milchsäuregärung – entsteht«. Auch ist vorgeschrieben, dass nur sauberer, weißer und von Fehlstellen und grünen Blättern befreiter Kohl verwendet werden darf. An Zusätzen sind außer Kochsalz nur Gewürze, Kräuter und natürliche Aromastoffe, Zuckerarten und Zuckeraustauschstoffe, Ascorbinsäure (Vitamin C) sowie für Sauerkraut-Spezialitäten Wein, Sekt, Champagner und verschiedene Obstsorten wie Äpfel, Birnen oder Ananas erlaubt. Damit sich eine Sauerkraut-Spezialität »Weinsauerkraut« nennen darf, müssen pro 100 Kilogramm Sauerkraut mindestens zwei Liter Wein beigegeben werden. Wenn auf der Packung der Zusatz »mit natürlichem Vitamin C« aufscheint, ist ein Vitamin-C-Gehalt von mindestens 20 Milligramm je 100 Gramm abgetropfter Lake garantiert.

Obwohl durch modernste Produktionstechnik und die Richtlinien des Lebensmittelgesetzes sichergestellt ist, dass Sauerkraut nur in entsprechender Qualität in den Handel kommt, weiß der kundige Sauerkrautgenießer natürlich, worauf er beim Einkauf achten muss. Und weil es zumindest auf Bauernmärkten und in Naturkostläden (wieder) üblich ist, Sauerkraut offen aus dem Fass zu verkaufen, seien einige der sichtbaren und beim Verkosten feststellbaren Kriterien für bestes Sauerkraut verraten:

Die Farbe des Sauerkrauts soll zwischen hellgrau und hellbraun liegen. Die einzelnen Krautfäden dürfen nicht glitzern und nicht schwammig sein. Die Oberfläche guten Sauerkrauts ist stumpf und leicht durchscheinend, die Fäden sind fest und knackig. Keinesfalls darf Sauerkraut nach Essig riechen – sondern ausschließlich nach Sauerkraut! An Gewürzen sollte reines Sauerkraut nur einzelne Wacholderbeeren oder vereinzelt Lorbeerblätter enthalten. Was darüber hinausgeht, ist nicht reines, sondern gewürztes Sauerkraut.

Das Würzen von Sauerkraut ist kein eigentliches Qualitätskriterium, sondern eine Geschmackssache. Und Geschmack ist individuell. Trotzdem: Auch das Sauerkraut verträgt sich mit bestimmten Gewürzen, Kräutern und Früchten besonders gut. Frisch oder getrocknet runden Kräuter wie Petersilie, Schnittlauch, Estragon, Oregano, Dill, Minze und Bohnenkraut den Geschmack des Sauerkrauts ab, ohne ihn zu dominieren.

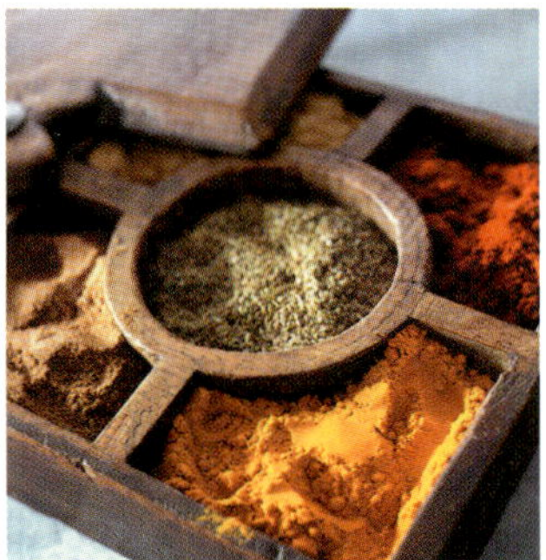

*Das Würzen von Sauerkraut ist Geschmackssache.*

Bei Gewürzen gilt Ähnliches für Koriander, Kümmel, Muskatnuss, Wacholderbeeren, Dillsamen, Kapern, Ingwer und Gewürznelken. Äpfel im Sauerkraut machen es milder, Birnen oder Ananas geben ihm eine fruchtige Note.

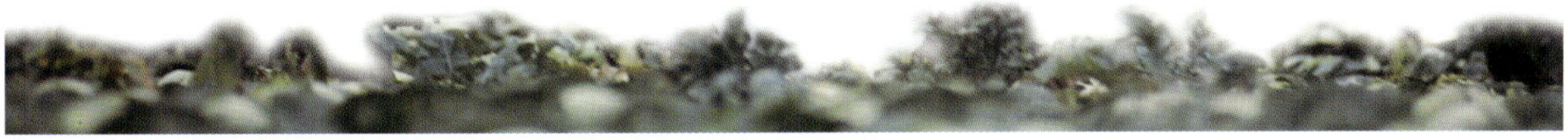

## Bereitet Genuss und kaum Probleme:

# Sauerkraut selber machen!

Warum backen Sie den Obstkuchen selbst, wo es doch in jedem Supermarkt eine Vielzahl verschiedenster Kuchen zu kaufen gibt? – Und das zu einem Preis, der unter demjenigen für die Zutaten Ihres selbst gebackenen Kuchens liegt! Egal, ob Sie auf diese Frage eine Antwort haben oder keine Antwort finden: Es gilt auch für das Selbermachen von Sauerkraut.

Der Weg zum selbst gemachten Sauerkraut ist einfacher, als es auf den ersten Blick erscheinen mag. Unsere Großmütter wussten das und sie hatten zahlreiche Geheimrezepte für die individuelle Note ihres Sauerkrauts. Das betraf die wenigen Hilfsmittel bei der Herstellung, aber auch die Zugabe von Gewürzen oder Früchten. Und weil das Ergebnis von großartigem Geschmack war, wollen wir uns bei der Eigenproduktion von Sauerkraut an Großmutters Praxis halten.

An Hilfsmitteln benötigt man einen Krauthobel oder, bei geringeren Mengen, eine Küchenmaschine, mit der das Kraut in Streifen geschnitten werden kann. Dazu einen Stampfer aus Holz, den man aus einem runden Stück Buchenholz mit etwa 10 Zentimetern Durchmesser auch selbst herstellen kann. Für die Vergärung verwendet man ein Gefäß aus Steingut oder Holz. Es gibt auch spezielle Gärtöpfe aus Steingut. Sie haben den Vorteil, dass durch den als Deckel fungierenden Gärstein sowohl der Druck auf das gärende Kraut als auch der Luftabschluss gewährleistet sind.

Aber: Für Ihre ersten Versuche reicht auch ein größerer Krug oder Topf aus Steingut oder ein – oben offenes – Holzfass mit einem passenden Deckel. Bestens geeignet sind gebrauchte Weinfässer. Auch unsere Großmütter verwendeten sie mit Vorliebe. Sie müssen

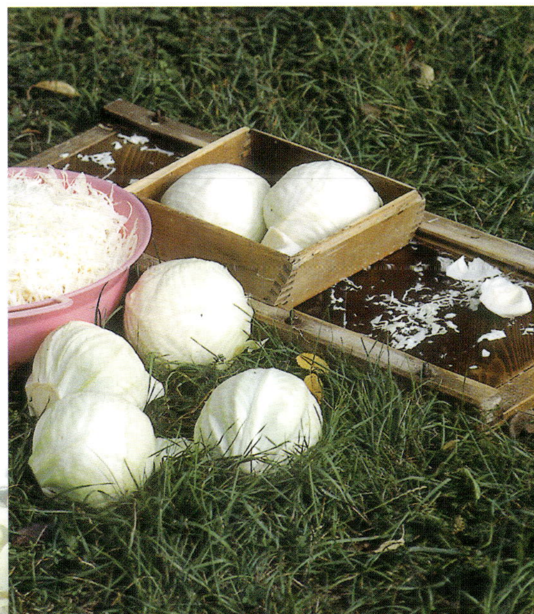

*Der Weg zum selbst gemachten Sauerkraut ist einfach …*

allerdings vor dem Einschichten des Krauts gründlich gereinigt werden. Traditionellerweise erfolgt die Reinigung, indem man das Fass zuerst mit kaltem Wasser ausspült und ausbürstet. Dann gibt man eine Handvoll Wacholderbeeren in das Fass und gießt es mit kochendem Wasser bis zum Rand auf. Nach etwa zwei Stunden wird das Wasser ausgegossen und das Fass getrocknet.

Das Kraut soll möglichst frisch verarbeitet werden. Für ein etwa zehn Liter fassendes Fass braucht man zehn Kilogramm festes Weißkraut, 150 Gramm jodiertes Speisesalz sowie je eine Handvoll Wacholderbeeren und Kümmel.

Die Krautköpfe werden von den äußeren Blättern befreit, halbiert und der Strunk ausgeschnitten. Einige große Blätter legt man beiseite; damit wird der Boden des Fasses ausgelegt und auch das volle Fass abgedeckt. Dann werden die Krautkopfhälften in Streifen gehobelt.

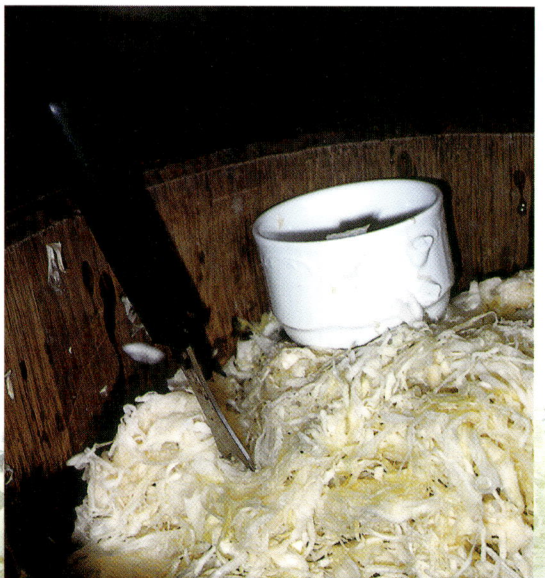

*Für die Vergärung verwendet man ein Gefäß aus Steingut oder Holz.*

In das Fass kommt nun eine Lage Kraut. Sie wird mit etwas Salz, Kümmel und Wacholderbeeren bedeckt und dann kräftig gestampft. Es soll so viel an Saft austreten, dass das Kraut vom Saft bedeckt ist. Darauf gibt man die nächste Lage Kraut, Salz, Kümmel und Wacholderbeeren und stampft es wiederum ein. Dieser Vorgang wird so lange wiederholt, bis das Fass voll ist. Die oberste Lage wird nun mit den restlichen ganzen Krautblättern abgedeckt und mit dem Gärstein beschwert. Man kann auch einen Holzdeckel verwenden, dessen Durchmesser gerade so groß ist, dass er in das Fass passt. Auf den Holzdeckel werden Steine geschichtet, die durch ihr Gewicht den nötigen Druck erzeugen und auf diese Weise dafür sorgen, dass das Kraut in der Lake bleibt.

## Qualität ist eine Sache der richtigen Temperatur

Nun gärt das Sauerkraut. Damit es richtig gärt, muss die Temperatur stimmen. Ideal sind 18 bis 20 °C. Wird diese Temperatur während der gesamten Gärzeit von etwa drei Wochen eingehalten, kann es kaum zu einer Fehlgärung kommen.
Ist die Temperatur niedriger, dauert einerseits die Gärung länger. Die lange Gärzeit von bis zu sechs Wochen führt aber andererseits auch dazu, dass sich zu viele Essigsäurebakterien entwickeln und das Sauerkraut bitter schmeckt.

Ist es während der Gärung zu warm, läuft der Prozess beschleunigt ab. Der Säuregehalt steigt zu schnell, das Kraut wird weich und schleimig. Die Bakterien haben zu wenig Zeit, um Aromastoffe zu bilden. Außerdem wird Vitamin C abgebaut.

Genauso wichtig wie die richtige Temperatur ist für die Qualität Ihres selbst gemachten Sauerkrauts der Sauerstoffabschluss. An sich sollte er durch die Lake, die das Kraut bedeckt und die Beschwerung des Deckels gewährleistet sein. Enthält das Kraut sehr wenig Saft, sodass zu wenig Lake vorhanden ist, sollte man mit Salzwasser so weit aufgießen, dass tatsächlich das gesamte eingestampfte Kraut von der Salzlake bedeckt ist.

Der Luftabschluss ist für die Gärung des Sauerkrauts von entscheidender Bedeutung. Die Milchsäurebakterien kommen nämlich ohne Sauerstoff aus und entwickeln sich in der sauren Umgebung der Salzlake am besten. Der gering vorhandene Sauerstoff wird in der ersten Gärungsphase vor allem von Hefepilzen verbraucht. Anschließend sterben diese aus Sauerstoffmangel ab. Ohne Luftabschluss würden sie sich hingegen stark vermehren und die Milchsäurebakterien verdrängen. Das Kraut würde nicht sauer, sondern schimmelig.

Nach etwa drei Wochen kann man das Fass öffnen und das selbst gemachte Sauerkraut verkosten. Die Gärung kann allerdings noch etwas andauern, weshalb man es vor dem Genuss noch etwa zwei Wochen lagern sollte.
Die ideale Lagertemperatur liegt zwischen 5 und 15 °C. Auch während der Lagerung sollte man darauf achten, dass das Sauerkraut nicht unnötig mit Luft in Berührung

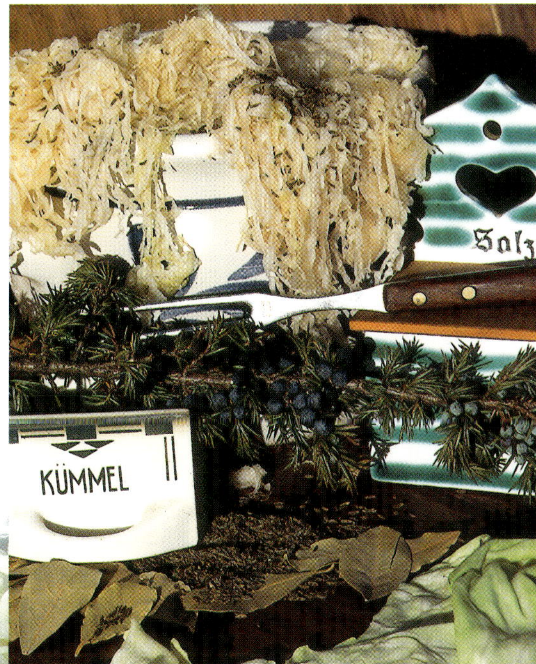


*Wacholderbeeren und Kümmel geben dem Kraut ein besonderes Aroma.*

kommt. Also immer im dicht verschlossenen Fass lagern und es nur öffnen, wenn man eine Portion Sauerkraut entnimmt!

Neben dem oben erwähnten Standardrezept für Sauerkraut gibt es natürlich jede Menge Variationen, um dem Kraut eine individuelle Geschmacksnote zu verleihen. Eine Möglichkeit ist die Zugabe von Obst, Gemüse oder Kräutern. Zwischen jede Krautschicht gibt man eine Lage davon. Weil diese Zusätze mitgären, verleihen sie dem Sauerkraut ein ganz bestimmtes Aroma. Es ist richtig spannend, mit verschiedenen Zugaben und auch verschiedenen Kohlsorten zu experimentieren. Und ein gelungenes Experiment ist immer ein besonderer kulinarischer Genuss.

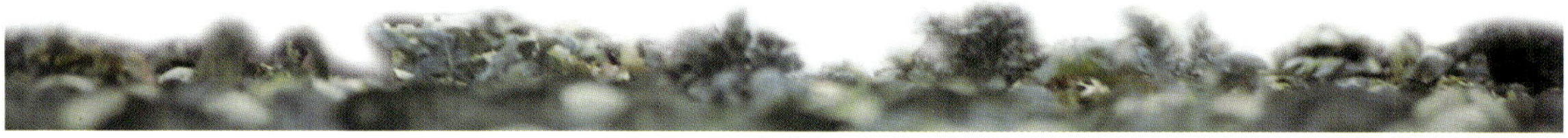

## Sauerkraut aus Chinakohl:

# Kimchi

Eine Spezialität der ostasiatischen Küche wird in letzter Zeit auch in Europa immer beliebter: Kimchi, das koreanische Sauerkraut. Als Fertigware ist es nur vereinzelt erhältlich. Aber man muss nicht unbedingt ein koreanisches Restaurant aufsuchen, um in den Genuss des Kimchi zu kommen: Man kann es ganz einfach auch selbst machen!

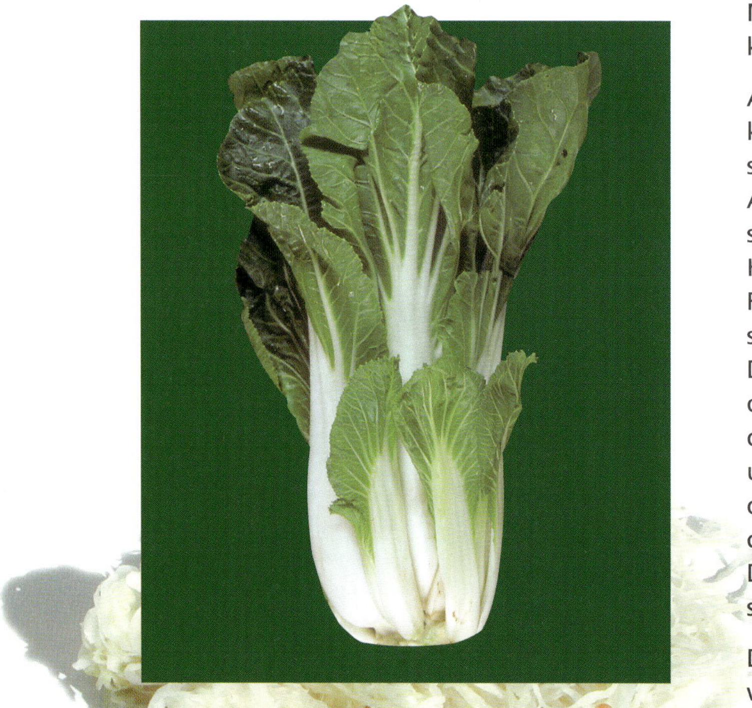

*Das klassische Kimchi besteht aus 80 % Chinakohl.*

In Korea ist Kimchi die wichtigste Beilage und unverzichtbare Rohkost. Etwa 250 Gramm essen jeder Koreaner und jede Koreanerin täglich davon! Kimchi gehört zu allen Mahlzeiten. Es wird aus Chinakohl hergestellt und mit einer Reihe von Gewürzen und anderen Zutaten wie Rettich, Lauch, Knoblauch und Ingwer verfeinert. Weil es roh genossen wird, kommen die Inhaltsstoffe dieser Mischung voll zur gesundheitlichen Wirkung. Und Kimchi hat es tatsächlich in sich!

Außer den auch im »europäischen« Sauerkraut vorhandenen Mineralstoffen, Milchsäurebakterien und dem hohen Vitamin-C-Anteil enthält Kimchi mehr Vitamin A, Folsäure, Kalzium und Eisen. Die Gewürze im Kimchi haben nicht nur eine geschmackliche Funktion. Sie unterstützen auch die Milchsäurebakterien dabei, sich auch noch im Darm zu vermehren. Federführend dabei ist das Allicin, jener Wirkstoff des Knoblauchs, der so charakteristisch riecht. Chili-Pfeffer und Paprika regen die Produktion von Verdauungssäften an und Ingwer beschleunigt die Verdauung, indem er sozusagen die Darmperistaltik auf einen höheren Gang schaltet.

Die biochemischen Stoffe, die dafür verantwortlich sind, heißen beim Paprika Capsaicin und beim Ingwer Gingerol. Beide wirken verdünnend auf das Blut, hemmen die Verklumpung von Blutplättchen und in der Folge jene arteriosklerotischen Ablagerungen, die für den Herzinfarkt verantwortlich sind. Das Gingerol des Ingwers zeigt von der chemischen Struktur her große Ähnlichkeit mit der Acetylsalicylsäure des Aspirins. Und es ähnelt ihm auch in der Wirkung als Entzündungshemmer.

Das klassische Kimchi besteht aus 80 % Chinakohl und 10 % weißem Rettich. Der Rest setzt sich aus Knoblauch, Frühlingszwiebeln, Ingwer, Lauch und Karotten zusammen. In welchen Anteilen, das ist Geschmackssache. Unverzichtbare Gewürze sind Paprikapulver und Chili-Pfeffer, meist auch Sesamkörner. Beim Würzen sollte man anfangs allerdings etwas zurückhaltend sein, damit das Kimchi für den europäischen Gaumen nicht zu scharf gerät.

Für die Herstellung von Kimchi braucht man nur einen Gemüsehobel, eine größere Glasschüssel und einen Steinguttopf, außerdem eine größere Kasserolle, die man mit einer 15 %igen Salzlösung füllt: also 150 Gramm Kochsalz auf einen Liter Wasser. Dann steht der Kimchi-Produktion nichts mehr im Wege.

Der Chinakohl wird gewaschen und der Länge nach halbiert. Dabei schneidet man ihn von unten her nur bis zu etwa zwei Drittel durch und zieht ihn dann auseinander. Das hat den Vorteil, dass die Innenblätter gelockert werden. Anschließend taucht man die Kohlhälften in die Salzlösung, bis sie sich gut vollgesogen haben. Die Kohlhälften legt man dann tropfnass in die Glasschüssel. Dort lässt man sie etwa 10 bis 12 Stunden. Während dieser Zeit sollte man sie einige Male wenden und umschichten, damit alle Seiten mit jener Lake in Berührung kommen, die sich am Boden der Schüssel bildet. Die Kohlhälften verlieren an Volumen, weil ihnen das Salz Wasser entzieht.

Man nimmt die Kohlhälften sodann aus der Schüssel, spült sie mit kaltem Wasser ab und lässt sie auf einem Sieb oder einem Küchentuch gut abtropfen. Währenddessen bereitet man die Zutaten vor. Der Rettich wird gewaschen, geschält und in dünne Streifen geschnitten. Lauch, Karotten und Zwiebeln ebenfalls in kleine Streifen schneiden, den Knoblauch durch die Presse drücken, Ingwer schälen und reiben. Alles gut vermengen, mit Paprikapulver und Chili-Pfeffer würzen. Das klassische koreanische Kimchi wird dann als richtig gewürzt angesehen, wenn alle Zutaten vom Paprika rot gefärbt sind. Das

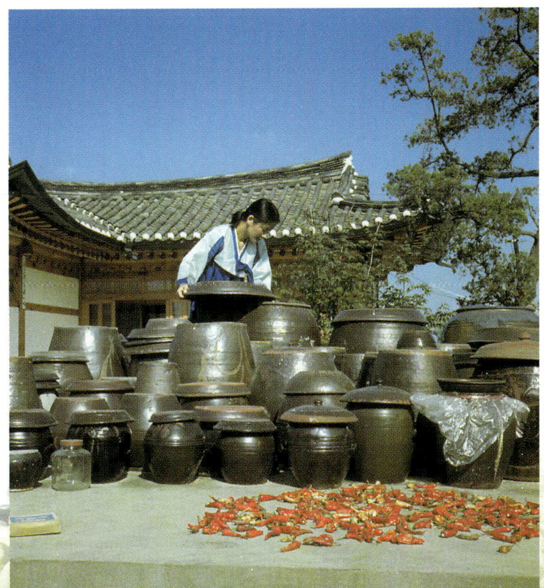

*In diesen Töpfen wird Kimchi – das »Nationalgericht« der Koreaner – aufbewahrt.*

sollten Sie aber nur dann als Maßstab nehmen, wenn Sie an extreme Schärfe gewöhnt sind oder edelsüßen Paprika verwenden. Mit dem Chili-Pfeffer sollten Sie aus dem gleichen Grund sparsam umgehen. Je nach Geschmack kann man der Zutatenmischung auch Sesamkörner beigeben.

Die Mischung wird nun so zwischen den Blättern der Chinakohl-Hälften verteilt, dass alle Blätter bedeckt sind. Dann formt man den gefüllten Kohl zu einem Päckchen.

Sinnvoll ist es, vom Chinakohl vor dem Halbieren einige große Blätter abzutrennen und diese nun als »Verpackung« für das Kohlpäckchen zu verwenden.

Die Kohlpäckchen schlichtet man in den Steinguttopf. Es soll möglichst wenig Luftraum frei bleiben. Am besten drücken Sie die Päckchen fest hinein – auf ihre Form kommt es nämlich nicht an – und decken die oberste Lage mit Kunststoff-Folie ab. Dann den Deckel aufsetzen und das Kimchi bei Zimmertemperatur (etwa 20 °C) mindestens 24 bis höchstens 36 Stunden gären lassen. Danach kommt der Topf in den Kühlschrank, wo das Kimchi bei einer Temperatur von etwa 5 °C eine Woche ausreifen soll.
Es schmeckt dann als Rohkost für zwischendurch genauso wie als Beilage zu Fisch, Geflügel und – ein besonderer Tipp – zu Gemüselaibchen.

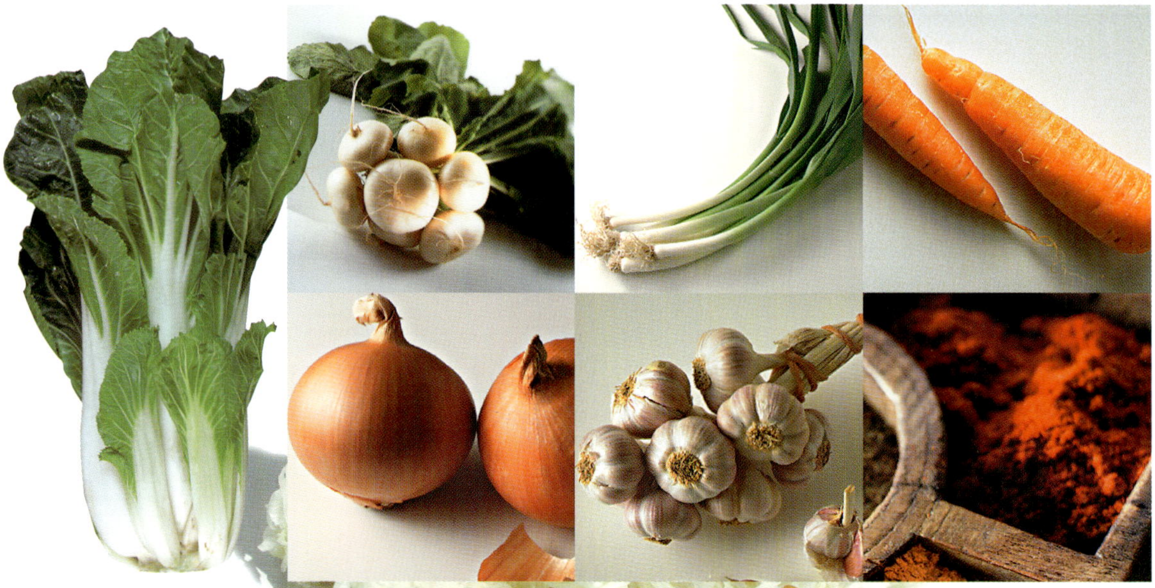

*Chinakohl, Weißer Rettich, Lauch, Karotten, Zwiebeln und Chili-Pfeffer – die Zutaten für Kimchi.*

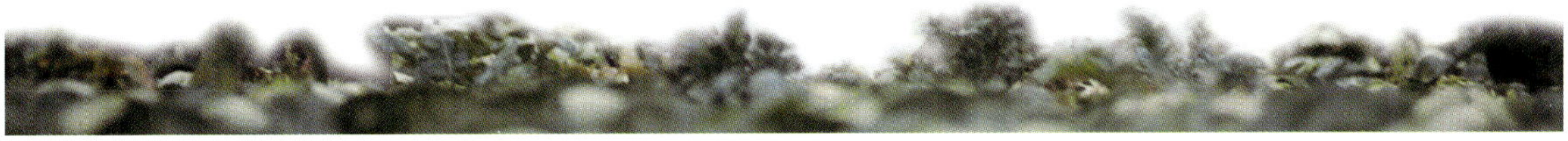

## Schmeckt gut – tut gut:

# Was das Sauerkraut so gesund macht

»Die fleißigen Krautesser werden am ältesten«, schrieb schon Pfarrer Kneipp. Er zitierte damit ein weit verbreitetes Sprichwort seiner Zeit. Sebastian Kneipp (1821 – 1897) war jedoch über dieses Sprichwort hinaus von den vielfältigen Heilwirkungen des Sauerkrauts überzeugt.

In seinen Schriften finden sich immer wieder Empfehlungen, das Sauerkraut oder den Sauerkrautsaft als mildes und trotzdem wirkungsvolles Hausmittel zu verwenden. Beispielsweise den Sauerkrautsaft zur Heilung von Magengeschwüren: »Man vermische zu diesem Zweck einen Esslöffel Krautwasser mit 6 bis 8 Löffeln gewöhnlichen Trinkwassers und nehme davon jede Stunde einen Esslöffel voll.« Gegen chronische Verstopfung empfiehlt er, vor jeder Mahlzeit ein Schälchen rohes Sauerkraut zu essen. Und selbst gegen Gicht und Rheuma setzte Pfarrer Kneipp das Sauerkraut erfolgreich als Heilmittel ein.

Über die vielfältigen Möglichkeiten, die das Sauerkraut als medizinischer Nothelfer anbietet, erfahren Sie Ausführlicheres im letzten Kapitel dieses Buches. Jetzt geht es vor allem um die Gesundheit, die sich mit dem kulinarischen Genuss von Sauerkraut fördern lässt. Aber selbst unter diesem Aspekt können wir gleich mit einem Zitat von Pfarrer Kneipp weitermachen: »Sauerkraut ist ein rechter Magen- und Darmbesen, leitet die faulen Säfte und Gase aus, stärkt die Nerven

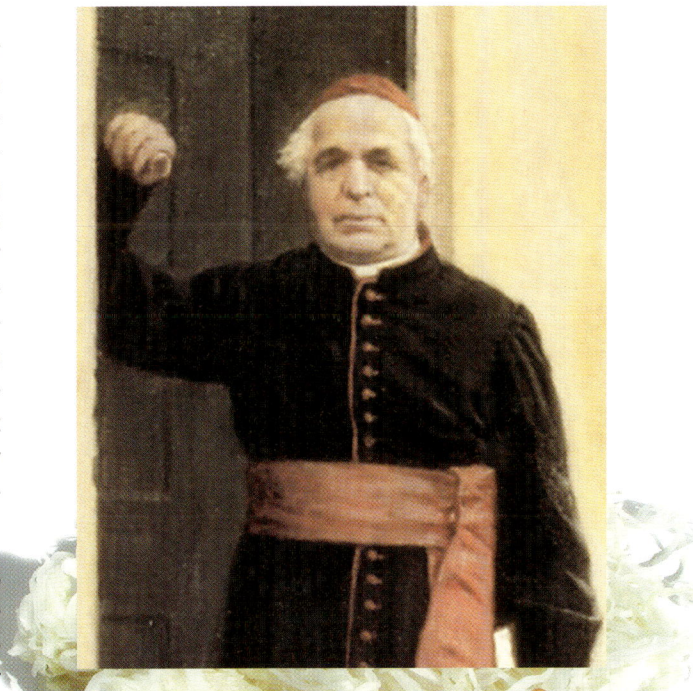

*»Die fleißigen Krautesser werden am ältesten«, schrieb schon Pfarrer Kneipp.*

und unterstützt die Blutbildung. Man soll es essen, auch wenn anderes Saures verboten ist.«

Einfache Kost mit viel Sauerkraut erhalte die Gesundheit bis ins hohe Alter, sagten schon die alten Römer. Sie wussten nichts von der segensreichen Wirkung der Milchsäurebakterien in unseren Gedärmen, nichts von den ausgewogenen Kombinationen von Vitaminen und Spurenelementen – es war einfach die Erfahrung.

Weil wir aber nicht nur wissen wollen, was uns gut tut, sondern auch warum, wollen wir uns die Inhaltsstoffe des Sauerkrauts etwas genauer ansehen.

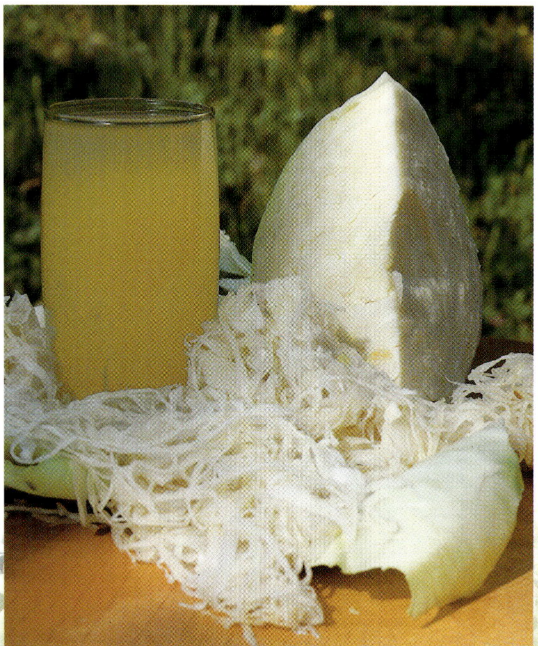

*Pfarrer Kneipp empfahl den Sauerkrautsaft auch zur Heilung von Magengeschwüren.*

## »Vitaminbombe« Sauerkraut

Dass Sauerkraut beträchtliche Mengen an Vitamin C enthält, wurde schon erwähnt. Dieses Vitamin hat als so genanntes Antioxidans große Bedeutung in der Krebsvorsorge. Es fängt die freien Radikale ein – sehr aggressive Bruchstücke von Sauerstoffmolekülen, die sich an Zellen im Körper anlagern und sie durch Oxidation schädigen.
Nicht nur die Entstehung von Krebs wird durch die freien Radikale begünstigt, sie können auch zu einer Reihe anderer schwerer Beeinträchtigungen führen: zu grauem Star, Herz-Kreislauf-Krankheiten oder zu einem geschwächten Immunsystem. Es gibt in der wissenschaftlichen Forschung sogar Ansätze, die den freien Radikalen eine Rolle beim allgemeinen Alterungsprozess zuschreiben.

**Vitamin C** verbindet sich mit den freien Radikalen und nimmt ihnen damit die Möglichkeiten, sich an Zellen festzusetzen. Es gilt daher als »Radikalenfänger«. Darüber hinaus fördert es die Zellatmung, stimuliert die Abwehrkräfte, fördert den Heilungsprozess bei Wunden und hemmt die Bildung von krebserregenden Nitrosaminen im Magen. Die Hälfte des Tagesbedarfs an diesem segensreichen Vitamin ist schon in 200 Gramm rohem Sauerkraut enthalten!

Vitamin C, die Ascorbinsäure, ist eine molekulare Verbindung mit geringer Stabilität. Das heißt, unter bestimmten Einflüssen – vor allem Sauerstoff, Wasser und Wärme – zerfällt es sehr leicht. Im Sauerkraut ist es jedoch durch die umgebende Milchsäure gut geschützt und wesentlich stabiler als in den meisten anderen Lebensmitteln.

Aus der Vitamin-B-Gruppe ist im Sauerkraut das **Stoffwechsel-Vitamin B6** besonders reichlich vorhanden. Es ist an über 50 verschiedenen Enzymreaktionen vor allem im Zusammenhang mit dem Eiweiß-Stoffwechsel beteiligt, beeinflusst die Funktion des Nervensystems, die Immunabwehr und die Produktion des roten Blutfarbstoffs, des Hämoglobins. Der Tagesbedarf an Vitamin B6 kann durch verschiedene Faktoren stark ansteigen. Frauen in hormonellen Stresszeiten wie Schwangerschaft, Stillperiode oder Klimakterium haben einen besonders hohen Bedarf. Auch die Einnahme der Anti-Baby-Pille hebt den Vitamin-B6-Verbrauch. Das in der Pille wirksame Östrogen bedingt einen höheren Bedarf an Vitamin B6.

Es kommt in einer Reihe tierischer und pflanzlicher Nahrungsmittel vor – auch im Sauerkraut. Die schon erwähnten 200 Gramm rohes Sauerkraut decken mindestens ein Viertel des Tagesbedarfs an Vitamin B6.

Eine Besonderheit stellt das **Vitamin B12** dar. Es kommt normalerweise nur in tierischen Nahrungsmitteln, nicht aber in pflanzlichen vor. Mit einer einzigen Ausnahme: Im Sauerkraut kommt Vitamin B12 in Spuren vor. Die Krautblätter nehmen nämlich Bodenbakterien auf, diese vermehren sich während der ersten Gärungsphase – und in diesen Bakterien ist Vitamin B12 vorhanden. Dieser Umstand ist für Vegetarier von besonderer Bedeutung, wenngleich Vitamin-B12-Mangel auch hier selten auftritt. Sie haben mit dem Sauerkraut eine natürliche Möglichkeit, ihren Vitamin-B12-Bedarf zu decken.

Ein weniger bekanntes, aber nicht weniger wichtiges Vitamin ist die **Folsäure.** Von der Funktion her unterstützt es das Vitamin B6 bei einer Reihe seiner Aufgaben, hat aber speziell im Bereich der Zellvermehrung und der Bildung roter Blutkörperchen eigene Wirkungsbereiche. Der Folsäurebedarf erhöht sich vor allem in der Schwangerschaft durch das vergrößerte Blutvolumen und durch das Wachstum des Kindes.

Ein Folsäuremangel führt zu Blutarmut, zu Veränderungen der Magen- und Darmschleimhäute und zu einer weit reichenden allgemeinen Minderversorgung des Organismus.

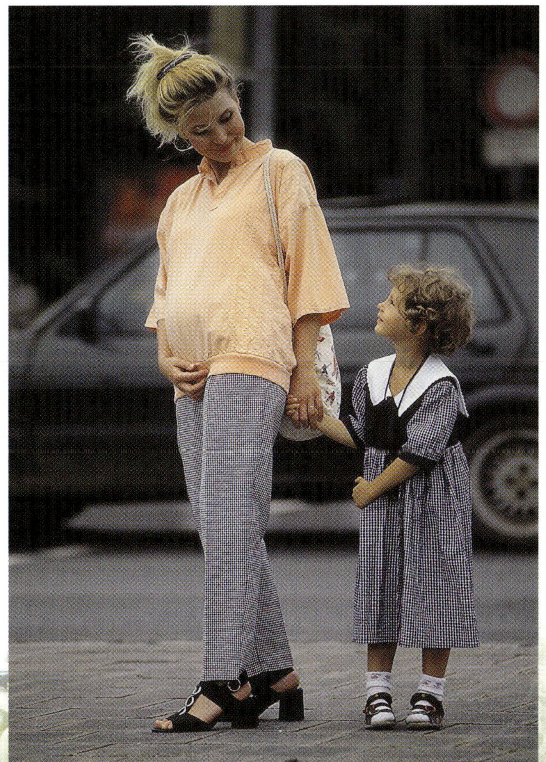

*Frauen während Schwangerschaft, Stillperiode oder Klimakterium haben einen besonders hohen Bedarf an Vitamin B6.*

Dieser Zustand kann bei Sauerkrautgenießern kaum auftreten, denn schon in 200 Gramm rohem Sauerkraut ist ein Drittel des Tagesbedarfs an Folsäure enthalten.

Ein Vitamin, das eine Feuerwehrfunktion bei Notfällen hat, ist das **Vitamin K.** Es ist für die Blutgerinnung notwendig. Zwar kommt es in den meisten Blattgemüsearten vor, aber im Sauerkraut ist es in der mit Abstand höchsten Konzentration zu finden.

Der Tagesbedarf an Vitamin K ist mit dem Verzehr der geradezu winzigen Menge von nur 10 Gramm Sauerkraut bereits gedeckt! Erwachsene leiden normalerweise unter keinem Vitamin-K-Mangel. Dieser kann nur als Begleiterscheinung bei der Einnahme gewisser Medikamente, vor allem Antibiotika, blutgerinnungshemmender Mittel und bei schweren Lebererkrankungen auftreten. Erkennbar ist der Mangel an Vitamin K an sehr langen Blutgerinnungszeiten und häufigem Nasen- und Zahnfleischbluten.

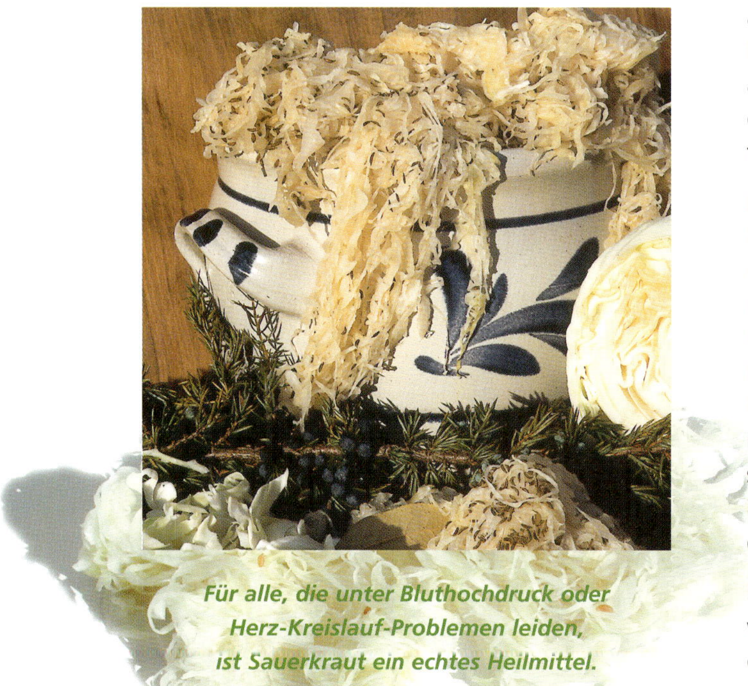

*Für alle, die unter Bluthochdruck oder Herz-Kreislauf-Problemen leiden, ist Sauerkraut ein echtes Heilmittel.*

## Mineralstoffe – unscheinbar, aber lebenswichtig

Die Mineralstoffe oder Spurenelemente sind für unsere Gesundheit von ähnlicher Bedeutung wie die Vitamine. Und auch davon hat Sauerkraut eine Menge zu bieten! Die ausgewogene Kombination des Gehalts an **Kalium, Kalzium und Magnesium** macht Sauerkraut für alle, die unter Bluthochdruck oder Herz-Kreislauf-Problemen leiden, zu einem besonders gesunden Lebensmittel.

Bei Bluthochdruck ist eine Diät sinnvoll, die arm an Natrium, aber reich an Kalium und Magnesium sein soll. Sie muss fettarm sein, aber trotzdem sättigen – alles Voraussetzungen, die das Sauerkraut geradezu optimal erfüllt.

Der ausgewogene Gehalt des Sauerkrauts an Kalium, Kalzium und Magnesium hat aber noch weitere gesundheitliche Vorteile zu bieten. Als Gegenspieler zum Kochsalz wirken diese Mineralien entwässernd. Vor allem **Kalium** hilft dabei, Wasseransammlungen im Körper abzubauen und somit Ödeme zu verhindern. Eine gesteigerte Flüssigkeitsansammlung im Körper geht zudem meist mit Bluthochdruck einher. Auch dagegen wirkt die erhöhte Zufuhr von Kalium.

Bei einem gestörten Elektrolyt-Stoffwechsel, wie er häufig bei Diabetikern vorkommt, ist eine hohere Kaliumzufuhr genauso notwendig wie bei Menschen, die unter starkem Durchfall leiden. Für beide ist das Sauerkraut ein vorzüglicher Kaliumlieferant.

**Kalzium** ist jener Stoff, den der Körper für Aufbau und Erhalt von Knochen und Zähnen benötigt und der die Funktion von Nerven und Muskeln sicherstellt. Kalziummangel kann nicht nur zu Zahnausfall führen, sondern auch zu Osteoporose. Letztere tritt vor allem bei Frauen nach dem Klimakterium im Zuge hormoneller Umstellungen des Körpers auf und führt zu einer Verminderung der Knochendichte. Eine entsprechende Diät, die den erhöhten Kalziumbedarf berücksichtigt, ist angezeigt.

Klar, dass das Sauerkraut auch hier einen wichtigen Platz einnimmt. Denn es kommt nicht nur darauf an, möglichst viel Kalzium in sich hineinzuschaufeln – der Körper muss es auch verwerten können.

Die Art und Weise der Kombination mit anderen Nährstoffen spielt dabei eine wesentliche Rolle. Die Aufnahme von Kalzium im Darm wird durch die Anwesenheit von Vitamin D, Milchzucker und eine saure Umgebung deutlich gefördert. Und das sind Bedingungen, die beim Genuss von Sauerkraut mit dem Kalzium gleich mitgeliefert werden.

**Magnesium** ist ein Spurenelement, das wesentlich an der Reizübertragung von Nervenenden zu Muskelzellen beteiligt ist. Magnesium senkt die Thrombozytenaggregation und damit das Thromboserisiko.

Durch die Wirkung auf die Gefäßmuskulatur der Herzkranzgefäße findet Magnesium in der Herzinfarktprophylaxe Anwendung. Wichtig ist Magnesium auch als Anti-Stress-Mittel: Es dämpft Stress und Nervosität und mildert so die Auswirkungen der Überreizung auf den gesamten Organismus.

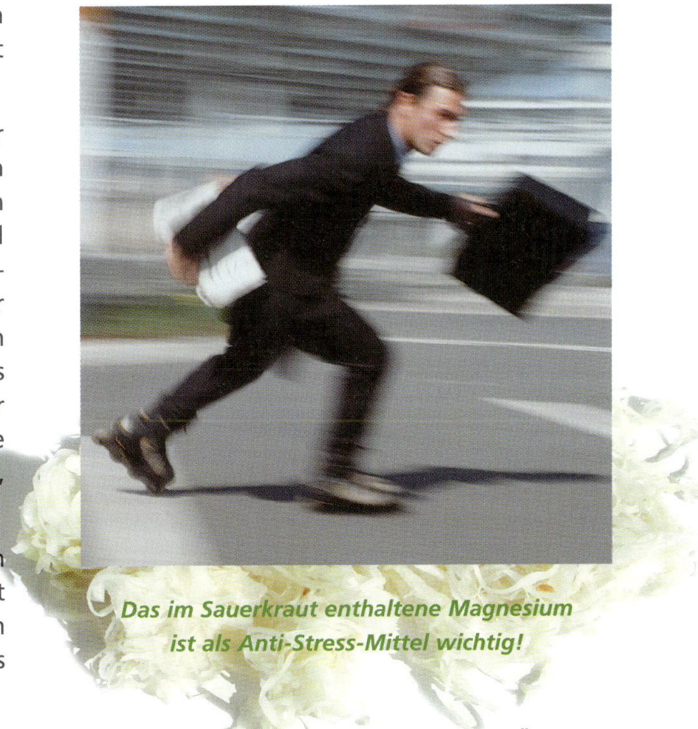

*Das im Sauerkraut enthaltene Magnesium ist als Anti-Stress-Mittel wichtig!*

Ein Magnesiummangel kann vor allem bei Alkoholikern und in Folge der Einnahme verschiedener Medikamente, z. B. Anti-Baby-Pille, Kortison-Präparate und Mittel zur Förderung der Harnausscheidung, auftreten. Bei Diabetikern ist ein Magnesiummangel sehr häufig.

Typische Anzeichen für die Unterversorgung mit Magnesium sind Gefühllosigkeit in Händen und Füßen, Zittern und Muskelschwäche.

Diese Symptome können sich bis zu Herzrhythmusstörungen und Muskelkrämpfen steigern. Die beste Vorsorge dagegen: Sauerkraut. Es leistet einen wichtigen Beitrag zum ausgeglichenen Magnesiumspiegel.

## Die segensreichen Bakterien

Was das Sauerkraut – neben seinem Vitamin- und Mineralstoffgehalt – besonders auszeichnet und vom Nahrungsmittel zum Lebensmittel im wahrsten Sinne des Wortes macht, sind die **Milchsäurebakterien.**

Ein Sprichwort, das Naturärzte von Paracelsus bis Edward Bach immer wieder zitierten, stellt den mittlerweile durch die wissenschaftliche Forschung bewiesenen Zusammenhang zwischen Ernährung und verschiedenen Formen von Krebserkrankungen her: »Der Tod sitzt im Darm« heißt es da. Und weil Pfarrer Kneipp das Sauerkraut als »einen rechten Magen- und Darmbesen« bezeichnete, liegt nahe: Das Sauerkraut ist der rechte Besen, um Krankheit und Tod aus dem Darm zu kehren. Ein Schluss, der übertrieben klingt, es aber nicht ist. Das zeigt uns ein Blick auf die Mikroorganismen und ihre Tätigkeit in unseren Gedärmen.

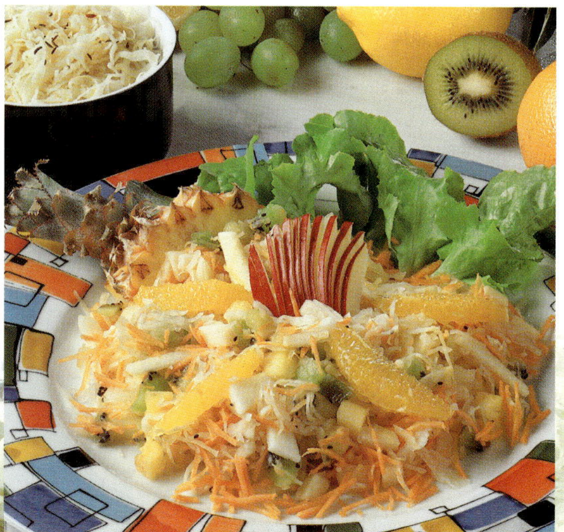

*Die Milchsäurebakterien machen das Sauerkraut vom Nahrungsmittel zum Lebensmittel.*

Im menschlichen Verdauungstrakt lebt eine Unmenge von Bakterien. Wer es unbedingt exakt in Zahlen ausgedrückt haben will: Die Anzahl entspricht einer Eins mit 14 Nullen. Es sind an die 500 verschiedene Arten und gemeinsam erreichen sie in unserem Körper ein Gewicht von bis zu zwei Kilogramm! Man kann diese Bakterienstämme prinzipiell in drei Gruppen unterteilen. Und je nachdem, welche der drei Gruppen das Übergewicht hat, ist der sie umgebende Mensch entweder gesund, krankheitsanfällig oder krank.

Die erste Gruppe bilden jene Mikroorganismen, welche durch ihren Stoffwechsel aus bestimmten Inhaltsstoffen der Nahrung Gifte und krebsfördernde Substanzen, also Toxine und Karzinogene, erzeugen. Sie sind auch für Infektionen im Darmbereich verantwortlich.

Die zweite Gruppe ist nicht ganz so schlimm, denn ihre Aktivität zeigt positive wie negative Aspekte. Welche davon überwiegen, hängt von der Ernährung des Menschen ab. Damit kann er für die Bakterien dieser Gruppe die Möglichkeiten zu negativer Wirkung einengen. Schließlich gibt es noch die dritte Gruppe von Bakterien in unseren Gedärmen: Jene, die ausschließlich positive Wirkungen zeigen. Sie hemmen die Entwicklung der Bakterien mit krankmachender Wirkung, unterstützen die Immunfunktionen und schützen vor Infektionen. Zu diesen Mikroorganismen gehören an vorderster Stelle die Milchsäurebakterien.

Schon im Jahr 1908 beschrieb der russische Nobelpreisträger Elie Metchnikoff in seinem Buch »The Prolongation of Life« die Wirkung der Milchsäurebakterien im Sauerkraut gegen die Fäulnis im Darm und merkte an: »In allen jenen Gebieten, in welchen viel Sauerkraut gegessen wird, sind die meisten alten Leute zu finden.« Metchnikoff leitete daraus den Schluss ab, dass die Bekämpfung der Fäulnisbakterien im Verdauungstrakt nicht bloß die Gesundheit erhält, sondern auch gegen das Altern wirkt. Heute weiß man um den Mechanismus, der hinter der Arbeit der Milchsäurebakterien steckt, natürlich weitaus genauer Bescheid.

Zuerst einmal regulieren die Milchsäurebakterien den pH-Wert im Darm. Das ist ein Faktor, der wesentlich an der Entstehung von Dickdarmkrebs beteiligt ist. Vom pH-Wert ist nämlich abhängig, welche Gallensäuren im Darm in welcher Konzentration vorhanden sind. Ab einem pH-Wert von 8 – also bereits basisch – sind es vor allem jene, in deren Umgebung die Bakterien der vorhin erwähnten ersten Gruppe ihre Toxine und Karzinogene bilden können.

Ab diesem pH-Wert wird auch die Aufnahme von Ammoniak durch die Darmschleimhäute begünstigt: Ein weiterer Faktor, der heute als krebsfördernd gilt. Die Milchsäurebakterien und die Milchsäure selbst regulieren den pH-Wert in den »gesunden« sauren Bereich von unter 7.

Zusätzlich haben die mit dem Sauerkraut aufgenommenen Milchsäurebakterien den Vorzug, ihren Weg durch unseren Darm lebend zurückzulegen. Auf diesem Weg produzieren sie Stoffwechselprodukte, die antibiotisch wirken und andere Bakterien abtöten. So helfen sie beim Aufbau einer gesunden Darmflora und regen das körpereigene Immunsystem an.

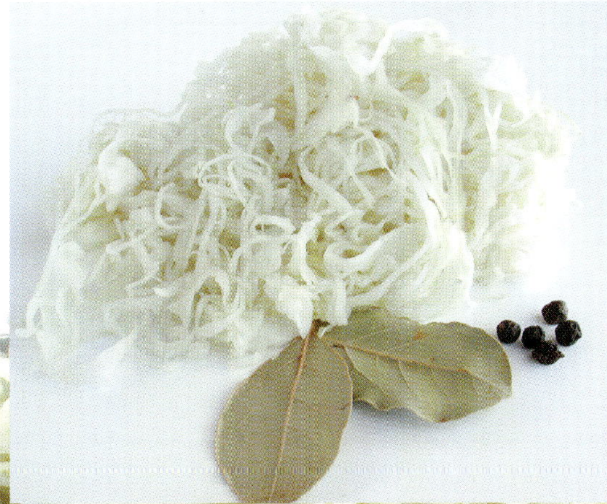

*Sauerkraut hilft beim Aufbau einer gesunden Darmflora und regt das körpereigene Immunsystem an.*

Eine Auswirkung gesunder Darmflora ist augenscheinlich: schöne und gesunde Haut. Deshalb bildet Sauerkraut auch einen wichtigen Bestandteil der Diät bei verschiedenen Hauterkrankungen, wie beispielsweise Psoriasis. Die positive Wirkung des Sauerkrauts auf das Hautbild lässt sich mit Sicherheit auf die verbesserte Ausscheidung von Schadstoffen in Folge einer gesunden Darmflora zurückführen.

## Sauerkraut gegen Depressionen

Eine Wirkung des Sauerkrauts wurde erst vor wenigen Jahren entdeckt: Sauerkraut wirkt gegen Depressionen!
Dieses natürliche Antidepressivum wurde, wie so viele großartige Dinge, eher zufällig entdeckt. Der amerikanische Arzt Dr. Carnett

Cheney war eigentlich mit der Erforschung der positiven Wirkung des Kohlsaftes bei Magen- und Darmgeschwüren befasst. Auf der Basis seiner Forschungsergebnisse arbeiteten Forscher in den USA und in der Schweiz weiter. Die einen entdeckten den »Anti-Ulkus-Faktor«, eine bislang unbekannte Wirksubstanz, die Magen- und Darmgeschwüre zum Abheilen bringt. Die anderen fanden eine Wirkstoffkombination, die einen beruhigenden Einfluss auf das vegetative Nervensystem hat und die Bildung des Hormons Noradrenalin fördert. Dieses Hormon spielt bei der Bewältigung von Stresssituationen eine wichtige Rolle. Fällt der Noradrenalin-Spiegel unter einen bestimmten Wert, können Depressionen auftreten. Vielen Menschen, die unter Depressionen leiden, hat eine dreimonatige Kur mit täglich zumindest 400 Gramm rohem Sauerkraut geholfen. Depression ist eine schwere Erkrankung, die unbedingt ärztlich behandelt werden muss. Sauerkraut ist zusätzlich einen Versuch wert!

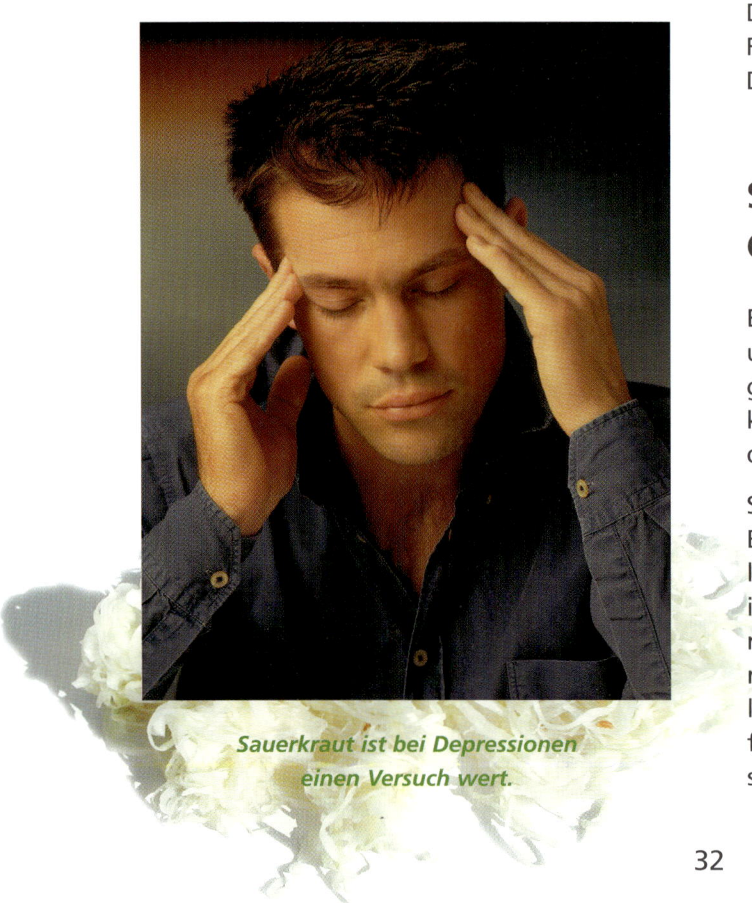

*Sauerkraut ist bei Depressionen einen Versuch wert.*

Ein Nebeneffekt des Sauerkrauts ist, dass es die Verdauung fördert. Es regt bereits im Mund die Speichelproduktion an und stimuliert im Magen die Bildung von Salzsäure. Eines muss allerdings gesagt werden: Diese segensreiche Wirkung geht durch das Kochen des Sauerkrauts etwas verloren. Wer von seiner Wirkung profitieren will, muss das Sauerkraut roh genießen!

Das gilt in gleicher Weise für den Anti-Ulkus-Faktor, der gegen die Geschwüre im Magen-Darm-Bereich wirkt.

## Schutz gegen Krebs und Geschwüre

Eine Gruppe von Inhaltsstoffen müssen wir uns noch ansehen, um ein rundes Bild vom gesundheitsfördernden Wert des Sauerkrauts zu bekommen: die **Ballaststoffe** und die **sekundären Pflanzeninhaltsstoffe.**

Sauerkraut enthält fast 3 % wasserunlösliche Ballaststoffe und etwa halb so viele wasserlösliche. Letztere werden von der Darmflora im Zuge der bakteriellen Fermentation sehr rasch abgebaut, ihre Bedeutung ist eher gering. Ganz anders die wasserunlöslichen Ballaststoffe. Sie werden kaum fermentiert und fast vollständig mit dem Stuhl wieder ausgeschieden.

Wegen ihrer Fähigkeit, viel Flüssigkeit an sich zu binden, erhöhen diese Ballaststoffe das Stuhlvolumen, fördern damit die Darmperistaltik und die Entleerung. Das ist ein wichtiger Faktor im Hinblick auf die Vermeidung von Geschwüren und Entzündungen im Darmbereich. Der Nahrungsbrei ist kürzere Zeit im Darm unterwegs, dadurch vermindert sich die Neigung zu Gärung und Fäulnisbildung.

Unter dem Begriff »sekundäre Pflanzeninhaltsstoffe« fasst man alles zusammen, was nicht in eine der bisher beschriebenen Gruppen passt. Es sind vor allem die Duft-, Aroma- und Farbstoffe.

Ihre Aufgabe beschränkt sich jedoch nicht nur darauf, die pflanzlichen Nahrungsmittel für uns appetitlich zu machen. Schon im Zuge des Pflanzenwachstums haben sie Funktionen. Entweder steuern sie das Wachstum selbst oder sie schützen die Pflanze vor Schädlingen und Erkrankungen. Diese Funktion ist mit Ernte und Verarbeitung der Pflanze nicht ausgeschaltet – sie wirkt weiter und kommt uns, den Genießern der Pflanze, zugute.

Im Gegensatz zu den »primären Pflanzeninhaltsstoffen« wie Eiweiß, Fett, Kohlenhydraten, Vitaminen und Spurenelementen sind die sekundären Pflanzeninhaltsstoffe weder am Energie- noch am Baustoffwechsel des Körpers beteiligt. Sie wirken antioxidativ, das heißt, sie fangen hochreaktive Sauerstoffmoleküle ab, die z. B. durch UV-Strahlung im Inneren des Körpers entstehen.

Manche üben ihre ursprüngliche Schutzfunktion für die Pflanze weiterhin aus und töten Pilzsporen und bestimmte Bakterien ab. Wieder andere haben einen regelnden Einfluss auf den Hormonhaushalt. Zu letzteren gibt es bereits eine Reihe von Forschungsarbeiten. Ein sekundärer Pflanzenstoff des Weißkohls, der auch im Sauerkraut erhalten bleibt, ist eine Gruppe von Glukosinolat-Spaltprodukten namens Indole. Sie beeinflussen den Östrogenhaushalt und schützen vermutlich vor östrogenabhängigen Krebsarten wie Brustkrebs und Gebärmutterkrebs.

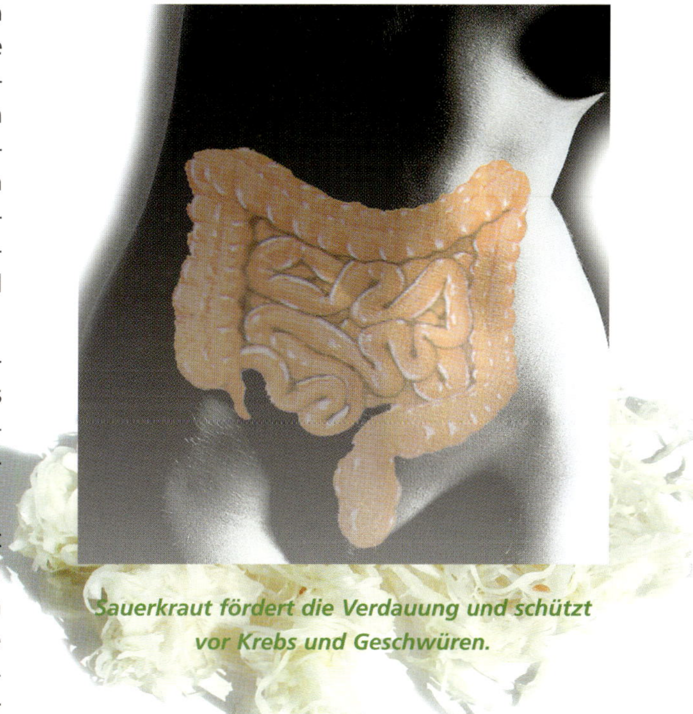

Sauerkraut fördert die Verdauung und schützt vor Krebs und Geschwüren.

Dieser Aspekt zeigt: So alt das Sauerkraut als Nahrungsmittel auch sein mag – es ist immer noch und immer wieder für neue und überraschende Aspekte hinsichtlich seiner segensreichen Wirkung gut!

Und damit wollen wir uns von der Theorie rund um die Gesundheit durch Sauerkraut ab- und dem gesunden Genuss mit Sauerkraut zuwenden.

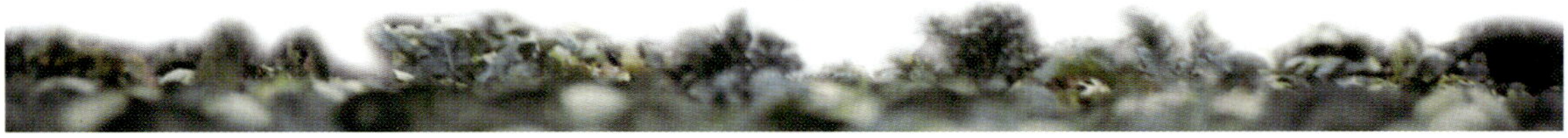

## Gesunder Genuss mit Sauerkraut:

# Rezepte von traditionell bis kreativ

Viele Dinge, die gut schmecken, machen dick oder sind ungesund. Aber zum Glück gibt´s Sauerkraut. Es enthält Unmengen an Vitalstoffen, aber nur wenige Kalorien und es lässt sich auf vielfältige Art schmackhaft zubereiten. Egal, ob Snack oder Salat, Suppe oder Hauptspeise – mit Sauerkraut ist alles möglich!

Bevor wir uns mit den Rezepten selbst befassen, noch einige Hinweise zur Verträglichkeit von Sauerkraut. Säure und hoher Ballaststoffanteil bereiten manchen Menschen Unannehmlichkeiten durch Blähungen oder Sodbrennen. Das lässt sich vermeiden, wenn man einige Punkte beachtet:

- Sodbrennen nach Sauerkrautgenuss kommt nicht vor, wenn man zum Sauerkraut Kartoffeln isst. Sie neutralisieren die Säure. Passen Kartoffeln nicht, können Sie dem Kraut nach der halben Kochzeit etwas Apfelsaft beigeben – auf 500 Gramm Kraut etwa einen Achtelliter. So wird die Säure ebenfalls gebunden, das Kraut bekommt zudem eine fruchtige Geschmacksnuance und Sodbrennen wird weitgehend verhindert.
- Gegen Blähungen ist nicht bloß ein Kraut gewachsen – es gibt eine ganze Reihe wirksamer Kräuter dagegen! Vom Geschmack her passen zum Sauerkraut vor allem Kümmel, Fenchel- und Anissamen sowie Bohnenkraut und Dill – sowohl frisch als auch getrocknet.
- Zwiebeln geben dem Sauerkraut einen herzhaften Geschmack. Wer den Zwiebelgeschmack nicht missen möchte, obwohl sein Magen sauer auf die Zwiebeln reagiert, sollte eine ganze Zwiebel mit Gewürznelken spicken und – im Ganzen! – mit dem Sauerkraut mitkochen. Vor dem Genuss wird die Zwiebel entfernt. So hat man den Geschmack der Zwiebel im Kraut, aber keine Zwiebeln im Magen.
- Sauerkraut harmoniert mit einer Vielzahl von Gewürzen und lässt sich auf diese Weise in abwechslungsreichen Geschmacksnuancen genießen. Ingwer, Curry, Lorbeerblätter, Majoran und Paprika geben ihm eine kräftige Note. Fenchel, Kümmel, Wacholderbeeren und das Neugewürz Piment, aber auch Lauch, Karotten und Tomaten betonen die

herzhafte Nuance des Sauerkrauts. Fruchtig schmeckt das Sauerkraut, wenn man ihm Honig, Ananas- oder Apfelscheiben oder Obstsäfte beigibt. Und wer gerne exquisit würzt, kann das mit Sherry, Kümmelschnaps, Weißwein oder Weinbrand genauso tun wie mit Sojasoße.

- Fleisch, Speck, Grammeln (Grieben) oder Würstchen sollen niemals mit dem Sauerkraut mitgekocht, sondern immer erst unmittelbar vor dem Servieren untergemengt werden.

- Vor dem Kochen sollte man immer etwas rohes Sauerkraut beiseite- und später dem gekochten Kraut beigeben. Das gibt dem Sauerkraut nicht nur »Biss«, sondern auch ein gesundes Plus an jenen Vitalstoffen, die sich beim Kochen verabschieden.

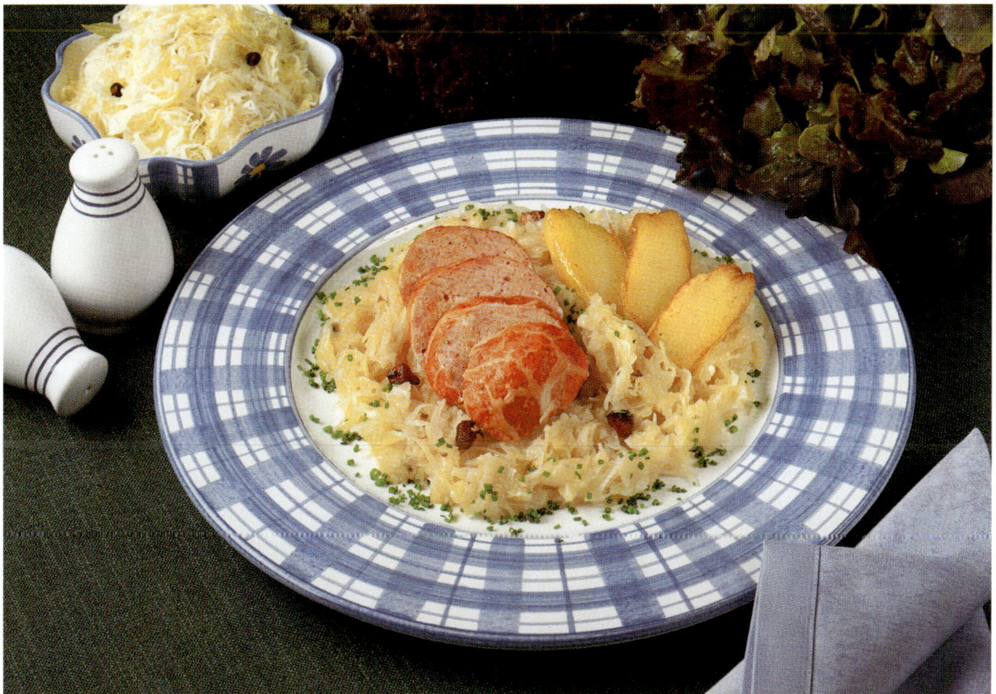

***Bei den folgenden Rezepten beziehen sich die Mengenangaben der Zutaten auf 4 Portionen. EL heißt Esslöffel, TL Teelöffel, 1 Tasse bezeichnet jene Menge, die man in eine übliche Kaffeetasse füllen kann, also etwas mehr als 1/8 Liter.***

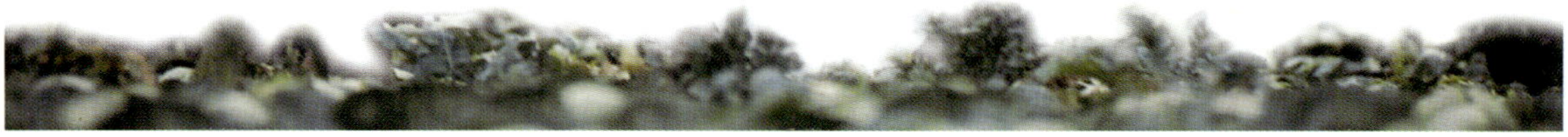

# Suppen mit Sauerkraut

*Auch wenn es weitgehend unbekannt ist:*
*Sauerkraut macht sich vorzüglich in Suppen! Wer es jedoch einmal auf diese Art versucht hat, ist davon begeistert.*
*Unabhängig von Zubereitung und Würze gibt die feine Säure der Suppe eine charakteristische Geschmacksnote.*
*Außerdem regt eine Sauerkrautsuppe den Appetit an!*

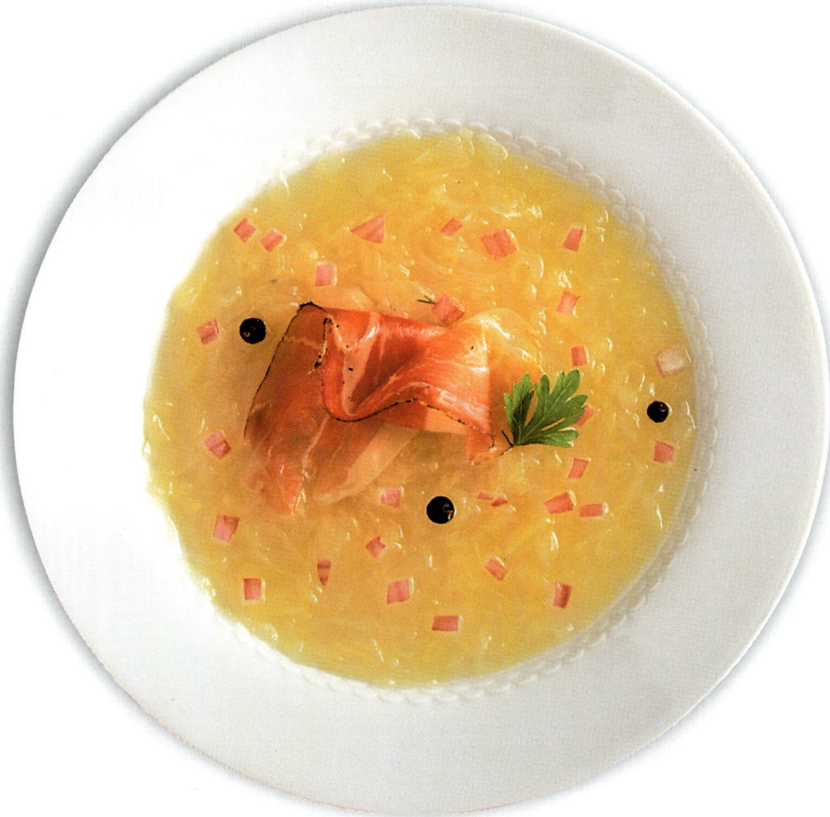

# Sauerkraut-Rindsuppe

*1 Zwiebel · 1 EL Butter*
*300 g Rindfleisch · 400 g rohes Sauerkraut*
*2 Karotten · 1 Sellerieknolle · Salz und Pfeffer*

- Zwiebel schälen, in kleine Würfel schneiden und in einem großen Topf in Butter glasig anrösten. Mit 1 Liter Wasser aufgießen, Rindfleisch einlegen und auf kleiner Flamme etwa 90 Minuten kochen.
- Sauerkraut abtropfen lassen und klein schneiden. Karotten und Sellerieknolle waschen, schälen und über das Sauerkraut schaben. Das gar gekochte Fleisch aus der Suppe nehmen.
- Klein geschnittenes Sauerkraut mit geschabten Karotten und Sellerie in der Suppe weich dünsten. Mit Pfeffer und – sehr wenig – Salz abschmecken.
- In schmale Streifen geschnittenes Fleisch auf Suppentellern anrichten und die Krautsuppe darüber gießen. Der Genuss wird mit herzhaftem Vollkornbrot perfekt.

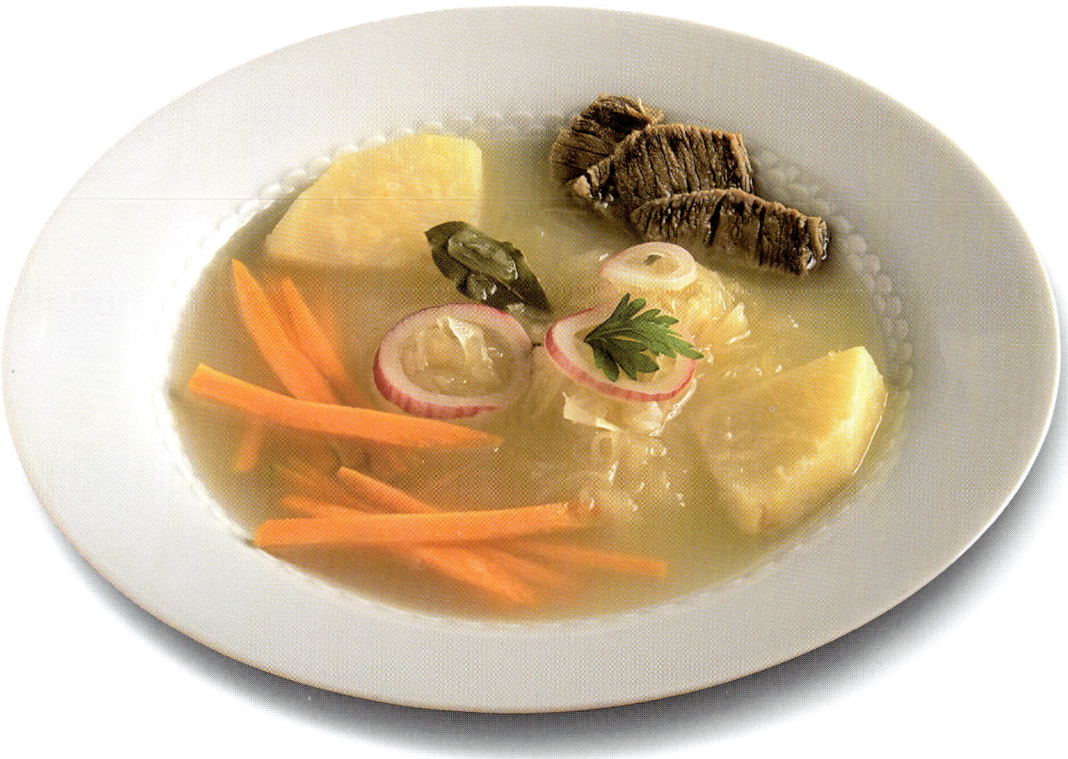

# Mitternachtssuppe

*100 g durchzogener Räucherspeck*
*3 Zwiebeln · 3 Knoblauchzehen · 1 EL Butter*
*250 g gemischtes Faschiertes (Hackfleisch)*
*250 g rohes Sauerkraut*
*1 l Rindsuppe*
*4 EL Tomatenmark · 150 g Obers (Sahne)*
*1 TL Zucker · 1 TL Paprikapulver*
*1/16 l Cognac · Salz und Pfeffer*
*frische Kresseblättchen zum Bestreuen*

- Speck und Zwiebeln kleinwürfelig schneiden und in einem großen Topf in Butter glasig anrösten.
- Knoblauchzehen pressen, mit dem Faschierten (Hackfleisch) vermengen, in den Topf zu Speck und Zwiebeln geben und unter häufigem Umrühren bei mäßiger Hitze etwa 10 Minuten anbraten.
- Mit Salz, Pfeffer, Paprika, Zucker und Tomatenmark würzen, mit der Rindsuppe aufgießen und kurz aufkochen lassen.
- Etwa zwei Drittel vom Obers (Sahne) unterrühren und die Suppe mit dem Mixer oder mit dem Pürierstab fein pürieren. Das rohe Sauerkraut abtropfen lassen, etwas zerkleinern und der Suppe unterrühren. Cognac beigeben und nochmals gut durchrühren.
- Restliches Obers (Sahne) steif schlagen. Die Suppe anrichten, mit Obershäubchen und Kresseblättchen garnieren. Dazu passt frisch aufgebackenes Baguette vorzüglich.

Diese Sauerkrautköstlichkeit heißt »Mitternachtssuppe«, weil sie auf Partys und Festen eine grandiose Mitternachtseinlage abgibt. Nicht nur wegen des kulinarischen Genusses – auch wegen der vorbeugenden Wirkung gegen den Kater!

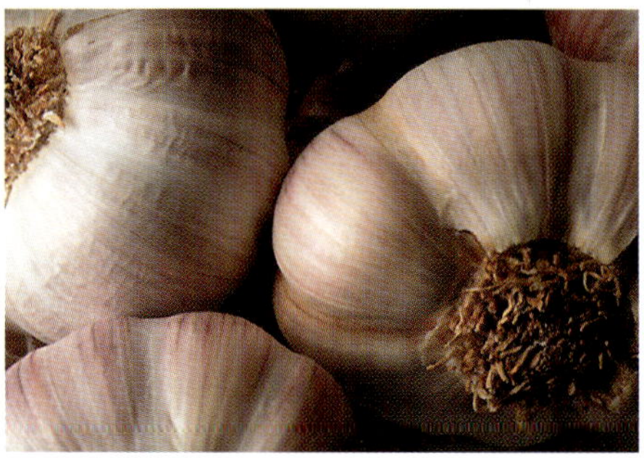

# Sauerkraut-Geflügel-Suppe

*2 Zwiebeln · 1 TL Butter · 2 kleine Äpfel*
*500 g rohes Sauerkraut · 1 l Hühnersuppe*
*300 g gekochtes Hühnerfleisch · 1/8 l Apfelmost (Apfelwein)*
*1 TL Curry · Salz, Pfeffer*

- Zwiebeln schälen, in Würfel schneiden und in der Butter glasig anrösten. Äpfel schälen und kleinwürfelig schneiden. Sauerkraut abtropfen lassen, etwas auseinander zupfen und zerkleinern.
- Äpfel und Kraut in den Topf geben, kurz andünsten und mit der Hühnersuppe ablöschen. Auf kleiner Flamme etwa 15 Minuten schwach kochen lassen.
- Hühnerfleisch in kleine Würfel schneiden, in die Suppe geben. Den Apfelmost (Apfelwein) darüber gießen, gut durchrühren und weitere 10 Minuten schwach kochen lassen. Mit Salz, Pfeffer und Curry würzen, anrichten und mit Weißbrot als Beilage servieren.

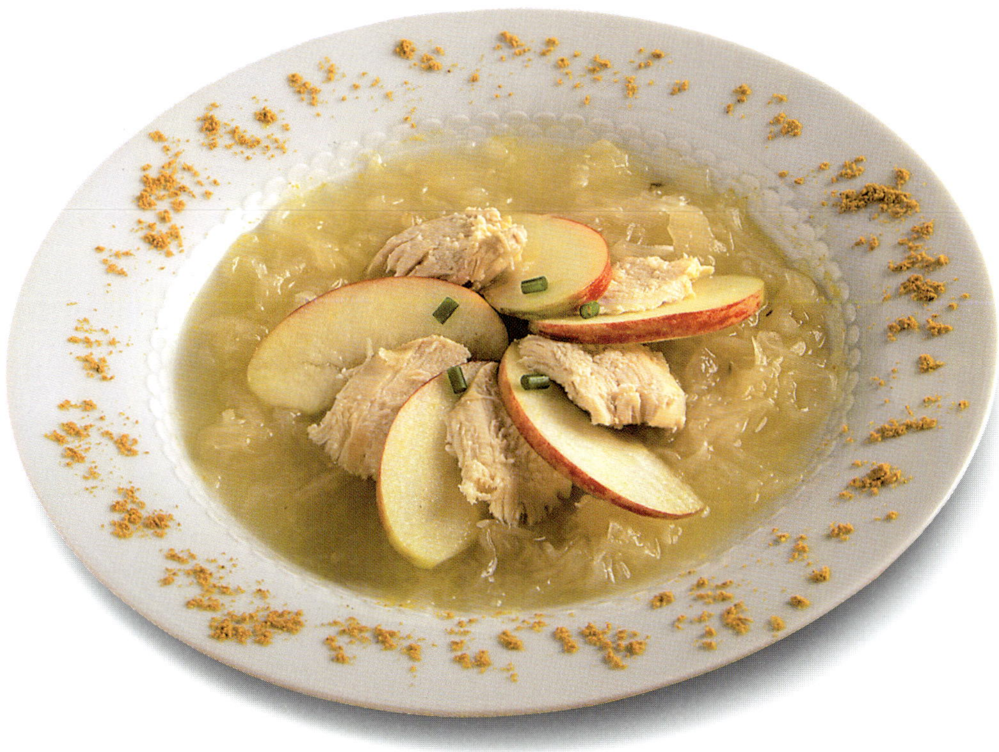

## Sauerkraut-Forellen-Suppe

*2 Schalotten*
*50 g durchzogener Räucherspeck*
*200 g geräucherte Forellenfilets ohne Haut und Gräten*
*2 Stangen Lauch*
*2 Kartoffeln*
*400 g rohes Sauerkraut*
*1 l Rindsuppe*
*250 g Obers (Sahne)*
*Salz, Pfeffer, Muskatnuss*
*Petersilie zum Bestreuen*

- Vom Lauch alle grünen Teile entfernen, den weißen Rest in Ringe schneiden. Schalotten und Kartoffeln schälen, würfelig schneiden. Speck in kleine Würfel schneiden.
- Speck und Schalotten in einem Suppentopf glasig anschmoren. Lauchringe und Kartoffelwürfel beigeben, öfter durchrühren.
- Sauerkraut abtropfen lassen und etwas zerkleinern. In den Topf geben, mit Rindsuppe aufgießen und zugedeckt bei wenig Hitze eine halbe Stunde schwach kochen lassen.
- Die Suppe mit dem Mixer oder Pürierstab fein pürieren. Das Obers (Sahne) unterrühren, mit Salz, Pfeffer und Muskatnuss würzen und nochmals aufkochen lassen.
- Die Suppe in Tassen anrichten. Räucherforellenfilets auf die Suppe legen und mit fein gehackter Petersilie servieren.

## Bohnensuppe mit Sauerkraut

*250 g weiße Bohnen*
*250 g Kartoffeln*
*500 g rohes Sauerkraut*
*2 EL Butter*
*3 Knoblauchzehen*
*150 g Crème fraîche*
*Salz, Pfeffer, Lorbeerblätter*

- Die Bohnen 12 Stunden in 1 l kaltem Wasser einweichen.
- Kartoffeln schälen und in Würfel schneiden. Sauerkraut abtropfen lassen und etwas zerkleinern. Beides zu den Bohnen ins Einweichwasser geben. Knoblauchzehen darüber pressen, Lorbeerblätter beigeben. Zugedeckt etwa 45 Minuten kochen lassen. Das Einweichwasser soll alle »Einlagen« gut bedecken. Ist zu wenig vorhanden, kann man etwas Wasser nachgießen.
- Sobald die Bohnen weich sind, die Butter einrühren. Die Suppe auf Tellern anrichten und mit etwas Crème fraîche garnieren.

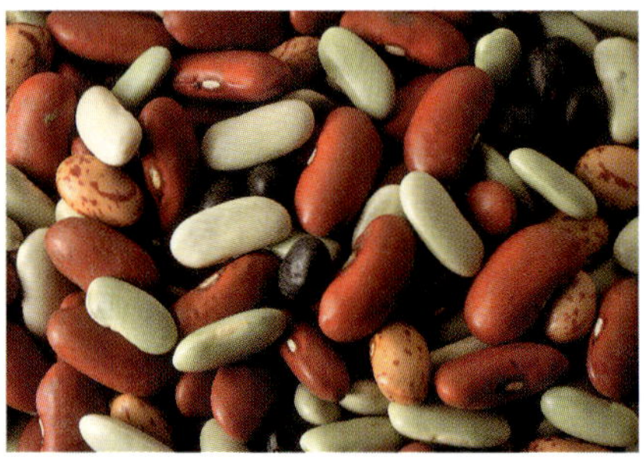

# Steirische Sauerkrautsuppe

*500 g rohes Sauerkraut*
*100 g durchzogener Räucherspeck*
*1 Zwiebel · 1 Apfel · 1 l Rindsuppe*
*Salz, Kümmel*

- Zwiebel und Speck in kleine Würfel schneiden, in einen Suppentopf geben und glasig anrösten. Sauerkraut abtropfen lassen, etwas auseinander zupfen und eventuell zerkleinern. Kraut beigeben, gut durchrühren, mit der Rindsuppe aufgießen und 40 Minuten auf kleiner Flamme kochen lassen.
- Apfel schälen, in kleine Würfel schneiden und nach etwa der halben Kochzeit durch eine Rohkostreibe in die Suppe schaben. Gut durchrühren und weiterkochen lassen.
- Vor dem Servieren mit Salz und Kümmel würzen. Bauernbrot mit einer kräftigen Kruste macht sich zu dieser herzhaften Krautsuppe besonders gut!

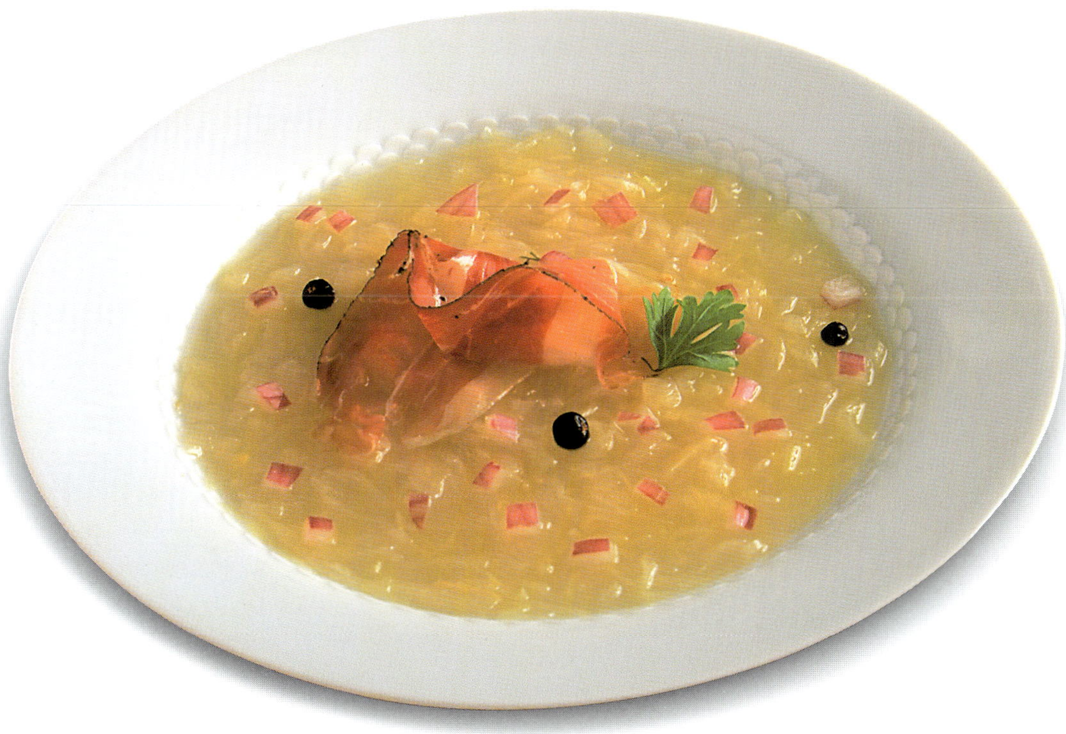

## Pikante Sauerkraut-Suppe

*2 Zwiebeln*
*1 EL Butter*
*300 g gemischtes Faschiertes (Hackfleisch)*
*1,5 l Rindsuppe*
*500 g rohes Sauerkraut*
*3 Delikatessgurken*
*4 EL Tomatenmark*
*4 EL Obers (Sahne)*
*Salz, Pfeffer, Paprikapulver*

- Zwiebeln schälen und in kleine Würfel schneiden. Butter in einem Suppentopf erhitzen, Zwiebelwürfel darin glasig anrösten.
- Faschiertes (Hackfleisch) beigeben, gut anbraten, mit der Rindsuppe ablöschen. Mit Salz und Pfeffer nach Geschmack würzen.
- Sauerkraut abtropfen lassen, klein schneiden und in die Suppe geben. Delikatessgurken in kleine Würfel schneiden und der Suppe beigeben. Schließlich Tomatenmark einrühren und die Suppe dann 30 Minuten auf kleiner Flamme kochen lassen.
- Mit Paprikapulver abschmecken, Obers (Sahne) unterrühren und – am besten mit getoasteten Weißbrotschnitten – servieren.

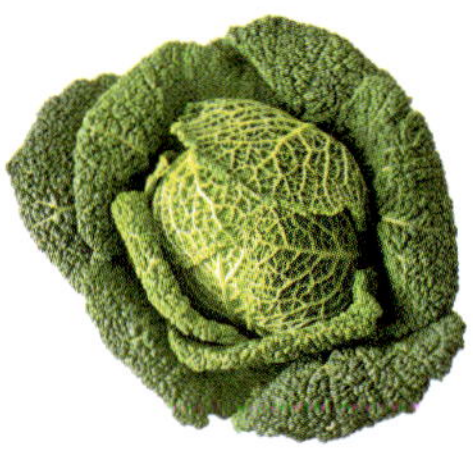

## Russische Sauerkrautsuppe

*300 g Rindfleisch (»Suppenfleisch«)*
*1 Bund Suppengrün*
*2 Zwiebeln*
*2 feste Tomaten*
*400 g rohes Sauerkraut*
*2 EL Butter*
*125 g Sauerrahm (saure Sahne)*
*1/4 l Weißwein*
*5 Wacholderbeeren*
*2 Lorbeerblätter*
*Salz, Pfeffer, Paprikapulver*
*Petersilie zum Bestreuen*

- Rindfleisch in einen Suppentopf legen und mit dem gewaschenen, zerkleinerten Suppengrün bedecken. Zwiebeln und Tomaten schälen, kleinwürfelig schneiden und in den Topf geben. Salzen und mit 1 l Wasser aufgießen. 90 Minuten bei mittlerer Hitze kochen lassen.
- In einem anderen Topf das abgetropfte Sauerkraut in Butter andünsten. Lorbeerblätter und Wacholderbeeren dazugeben, mit Wein aufgießen. 40 Minuten schwach kochen lassen.
- Das gar gekochte Rindfleisch aus der Suppe nehmen, in kleine Würfel schneiden und diese unter das Sauerkraut mengen. Die Suppe abseihen und über das Kraut geben, mit Pfeffer und Paprika abschmecken. Noch einmal kurz aufkochen.
- Die Suppe auf Teller verteilen, großzügig mit Sauerrahm (saure Sahne) garnieren, mit Petersilie bestreuen und servieren. Herzhaftes Bauernbrot ist die passende Beilage.

## Ungarische Sauerkrautsuppe

*500 g rohes Sauerkraut*
*1 Zwiebel · 6 Knoblauchzehen · 3 EL Butter*
*300 g Selchfleisch*
*1 Paar Debreziner oder Knoblauchwürstchen*
*1 l Rindsuppe · 4 EL Tomatenmark*
*2 EL Mehl · 1 TL Zucker · 1 Lorbeerblatt*
*Salz, Pfeffer, Cayennepfeffer*
*125 g Crème fraîche zum Garnieren*

- Selchfleisch und Zwiebel in kleine Würfel schneiden und in einem Suppentopf in Butter glasig anrösten.
- Sauerkraut abtropfen lassen, etwas auseinander zupfen und eventuell zerkleinern. In den Topf geben, mit Mehl bestauben, kurz andünsten und mit der Rindsuppe aufgießen, salzen. Zucker und Lorbeerblatt beigeben. Zugedeckt etwa 40 Minuten bei wenig Hitze kochen lassen.
- Knoblauchzehen pressen und in die kochende Suppe rühren. Tomatenmark unterrühren, mit Pfeffer und Cayennepfeffer pikant abschmecken.
- Debreziner oder Knoblauchwürstchen in Scheiben schneiden, in die Suppe geben, gut durchrühren.
- Die Suppe auf Tellern anrichten, mit je einem Esslöffel Crème fraîche garnieren und servieren! Dazu passen alle Arten von Weckerln oder Weißbrot.

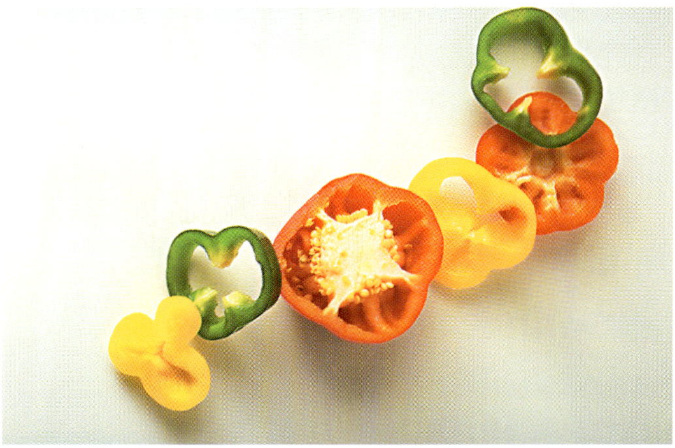

## Almsuppe mit Emmentaler

*1 Zwiebel*
*250 g rohes Sauerkraut*
*1/4 l Milch*
*1/2 l klare Gemüsesuppe (vom Würfel)*
*2 EL Butter*
*4 EL Mehl*
*1/8 l Weißwein*
*2 Eigelb*
*2 EL Crème fraîche*
*100 g geriebener Emmentaler*
*Salz, Pfeffer, etwas Zitronensaft*
*geröstete Semmel- oder Toastbrotwürfel*

- Aus Butter und Mehl eine helle Einbrenn (Mehlschwitze) bereiten , mit Milch und Gemüsesuppe aufgießen, gut durchrühren und aufkochen lassen.
- Sauerkraut abtropfen lassen, eventuell etwas zerkleinern. Zwiebel kleinwürfelig schneiden, gemeinsam mit dem Kraut in die Suppe geben. Mit Zitronensaft, Salz und Pfeffer würzen, gut durchrühren, etwa 20 Minuten auf kleiner Flamme kochen lassen.
- Eigelbe mit Weißwein und Crème fraîche verrühren. Damit die fertige, nicht mehr kochende Suppe legieren.
- Geröstete Semmelwürfel oder gewürfeltes Toastbrot in Suppentassen verteilen, die Suppe darüber gießen und reichlich mit geriebenem Emmentaler bestreut servieren.

## Ripperlsuppe

*300 g Schweinerippenfleisch ohne Knochen*
*400 g rohes Sauerkraut*
*4 Knoblauchzehen*
*2 Zwiebeln*
*4 EL Mehl*
*2 EL Öl*
*1 l Rindsuppe*
*1 TL Zucker*
*2 EL Tomatenmark*
*250 g Sauerrahm (saure Sahne)*
*Salz, Pfeffer, Paprikapulver*
*frischer Kerbel zum Garnieren*

- Schweinerippenfleisch und Zwiebeln in kleine Würfel schneiden und in einem Suppentopf im Öl anbraten. Mit Mehl bestauben und mit Rindsuppe aufgießen.
- Sauerkraut abtropfen lassen, auseinander zupfen, eventuell etwas zerkleinern. In die Suppe geben und 20 Minuten auf kleiner Flamme kochen lassen. Dann vom Herd nehmen.
- Knoblauch zerdrücken, gemeinsam mit Sauerrahm (saure Sahne), Zucker und Tomatenmark in die Suppe einrühren. Mit Salz, Pfeffer und Paprika würzen. Gut durchrühren und weitere 10 Minuten ziehen lassen, aber nicht mehr kochen.
- Auf Tellern anrichten, mit frisch gehacktem Kerbel bestreuen und servieren. Dunkles Brot passt gut dazu!

# Mandarinensuppe

*2 Zwiebeln · 1 EL Butter*
*1 l Rindsuppe*
*500 g rohes Sauerkraut*
*200 g Mandarinenspalten (frisch oder aus der Dose)*
*250 g Sauerrahm (saure Sahne) · 1 EL Bienenhonig*
*1 Bund Dill · 1 TL Ingwerpulver*
*Salz und Pfeffer*

- Zwiebeln kleinwürfelig schneiden und in einem Suppentopf in Butter glasig anrösten. Mit der Rindsuppe aufgießen.
- Sauerkraut abtropfen lassen, klein schneiden, gemeinsam mit den Mandarinenspalten in die Suppe geben. Bei mittlerer Hitze etwa 25 Minuten kochen, dann vom Herd nehmen.
- Die Suppe mit Ingwer, Salz und Pfeffer abschmecken. Honig und danach den Sauerrahm (saure Sahne) einrühren. Etwas ziehen lassen, dann die Suppe im Mixer oder mit dem Pürierstab fein pürieren.
- Gehackten Dill unterrühren und die Suppe servieren. Der Geschmack kommt ohne Brot am besten zur Geltung. Ist jedoch welches erwünscht, dann frisches Baguette verwenden.

Das Rezept für diese Suppe liest sich exotisch – Sauerkraut und Mandarinen, passt denn das zusammen? – Versuchen Sie es und Ihre Antwort ist ein überzeugtes Ja! Und weil eine Portion nur etwa 300 kcal hat, dürfen Sie sich den Genuss durchaus öfter gönnen …

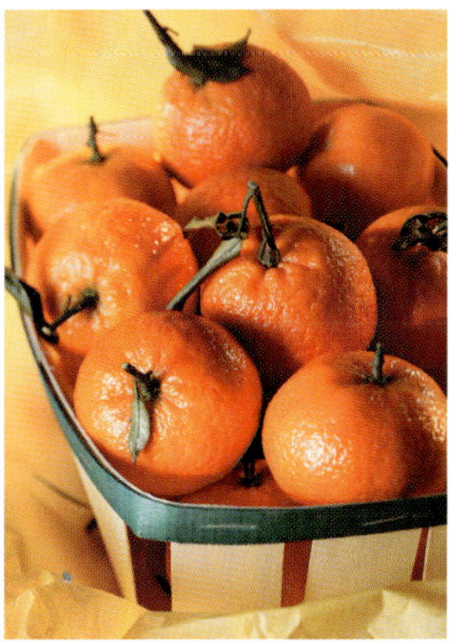

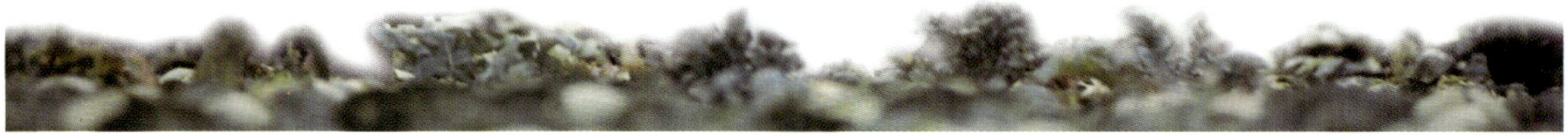

# Sauerkraut als Beilage

*»Kraut und Knödel« ist wohl die klassische Beilage zum alpenländischen Schweinebraten. Aber die traditionelle und die kreative Küche wissen die vielfältigen Möglichkeiten des Sauerkrauts immer mehr zu schätzen.*
*Und deshalb sind auch dann, wenn das Sauerkraut »nur« als Beilage zu Fleisch-, Geflügel- oder Fischgerichten dient, verschiedenste Geschmacksnoten gefragt.*

*Kein Problem – kochen Sie einfach die »Geschmacksnote« mit dem Sauerkraut mit!*

*Einige Beispiele sollen zeigen, wie einfach rohes Sauerkraut zu einer Sauerkrautspezialität eingekocht werden kann.*
*Was das Kochen selbst angeht: Wer Sauerkraut mit etwas »Biss« mag, kocht es 20 bis 25 Minuten. Wer es butterweich haben will, lässt es eine knappe Stunde bei wenig Hitze köcheln.*

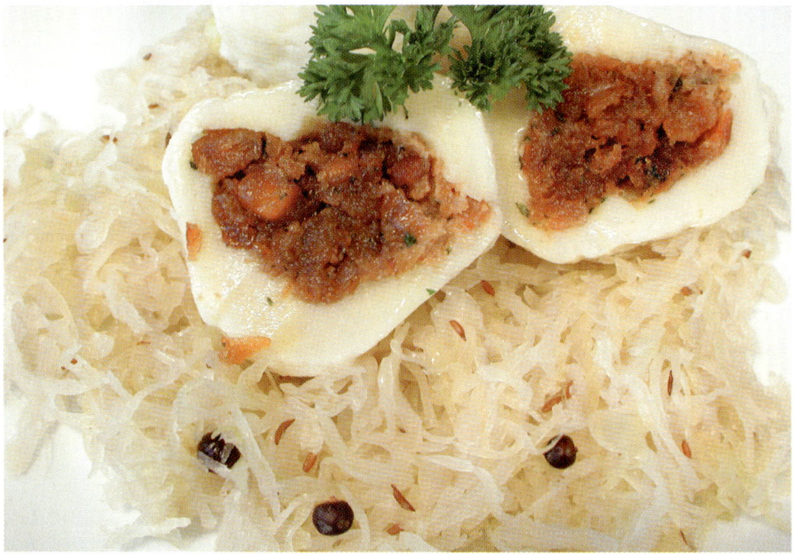

## Weinkraut

erhält man, wenn man als Kochflüssigkeit statt Wasser einen eher trockenen Weißwein nimmt. Das Kraut muss gut abgetropft sein, damit möglichst wenig Sauerkrautsaft mitkocht.

## Paprikakraut

Das gut abgetropfte Sauerkraut wird in Weißwein gekocht. Weitere Zutaten sind Tomatenmark (auf einen Liter Wein etwa 4 Esslöffel), klein gewürfelte Zwiebel, Paprikaschoten und Selchspeck. Das Paprikakraut passt gut zu gekochtem Rindfleisch.

## Ananaskraut

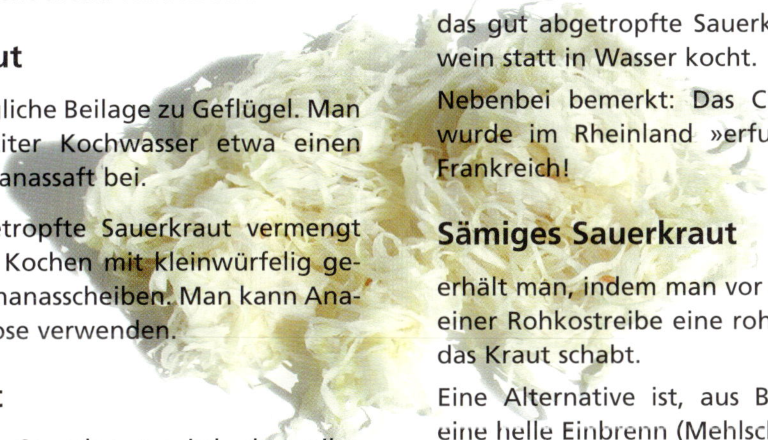

ist eine vorzügliche Beilage zu Geflügel. Man gibt einem Liter Kochwasser etwa einen Viertelliter Ananassaft bei.

Das gut abgetropfte Sauerkraut vermengt man vor dem Kochen mit kleinwürfelig geschnittenen Ananasscheiben. Man kann Ananas aus der Dose verwenden.

## Sahnekraut

Das gekochte Sauerkraut wird abgeseiht, ausgedrückt und mit Sahne verrührt. Eine feine Sache zu allen geräucherten Süßwasserfischen – von Forelle bis Aal!

## Birnenkraut

ist ein mildes Sauerkraut und kann beispielsweise zu Lammbraten oder Kitz gereicht werden.

Bei gefüllter Ente ist es eine interessante Alternative zum Rotkraut. Das abgetropfte Sauerkraut wird mit fein gewürfelten Birnenstückchen vermengt; dem Kochwasser gibt man je Liter etwa ein Achtelliter Birnendicksaft bei. Birnenkraut sollte nicht zu lange kochen.

## Apfelkraut

Dazu wird das Sauerkraut, wenn man über das abgetropfte Kraut mit der Rohkostreibe einen Apfel raspelt und als Kochflüssigkeit statt Wasser Apfelmost (Apfelwein) verwendet.

## Champagnerkraut

Diese Exklusivität bekommt man, indem man das gut abgetropfte Sauerkraut in Schaumwein statt in Wasser kocht.

Nebenbei bemerkt: Das Champagnerkraut wurde im Rheinland »erfunden«, nicht in Frankreich!

## Sämiges Sauerkraut

erhält man, indem man vor dem Kochen mit einer Rohkostreibe eine rohe Kartoffel über das Kraut schabt.

Eine Alternative ist, aus Butter und Mehl eine helle Einbrenn (Mehlschwitze) zu bereiten, mit Wasser aufzugießen und darin das Kraut zu kochen.

## Grammelkraut

ist eine deftige Sache: Nach etwa 25 Minuten Kochzeit wird das Sauerkraut abgeseiht, gut ausgepresst und in heißem Schweineschmalz etwa 5 Minuten geschmort.
Dann gibt man die Grammeln (Grieben) bei, und rührt es gut durch. Nach dem Anrichten wird es mit Grammeln und gehackter Petersilie bestreut.

## Gewürzkraut

*500 g rohes Sauerkraut*
*1 Stange Lauch*
*1 Stange Sellerie*
*1 Karotte*
*3 Stängel Petersilie*
*2 Zwiebeln*
*2 EL Schweineschmalz*
*1/8 l Weißwein*
*1 TL Zucker*
*1 TL Kümmel*
*1 EL Wacholderbeeren*
*2 Lorbeerblätter*
*Salz*

- Lauch von allen grünen Teilen befreien, Karotte schälen, Sellerie waschen, Zwiebeln schälen und in kleine Würfel schneiden.
- Lauch, Karotte und Sellerie der Länge nach halbieren und mit Petersilienstängeln zu zwei Sträußchen binden. Sauerkraut abtropfen lassen.
- In einem Suppentopf die Zwiebelwürfel in Schweineschmalz glasig anrösten. Sauerkraut beigeben, gut durchrühren, mit Weißwein und eventuell etwas Wasser aufgießen. Gemüsesträußchen, Zucker, Kümmel, Wacholderbeeren und Lorbeerblätter beigeben und zugedeckt bei wenig Hitze 30 Minuten kochen.
- Nach dem Kochen die Gemüsesträußchen, Wacholderbeeren und Lorbeerblätter entfernen und das Kraut mit Salz abschmecken. Dieses würzige Kraut passt gut zu Bratwürstchen und gegrillten Koteletts.

## Rotes Sauerkraut

*500 g Sauerkraut*
*2 EL Schweineschmalz*
*1 Apfel*
*1 Zwiebel*
*1/8 l Rotwein*
*1 TL Zucker*
*einige Gewürznelken*
*Salz*

- Apfel schälen und in kleine Würfel schneiden. Die Zwiebel schälen und mit den Gewürznelken spicken.
- Sauerkraut gut abtropfen lassen. In einem Suppentopf mit dem Schweineschmalz kurz anrösten. Dann die Apfelwürfel unterrühren und mit Rotwein aufgießen. Zucker und die gespickte Zwiebel beigeben und zugedeckt bei wenig Hitze etwa 30 Minuten kochen lassen.
- Nach dem Kochen die gespickte Zwiebel entfernen und den Geschmack des Krauts eventuell mit etwas Salz abrunden.

Je dunkler, also tanninreicher der Rotwein, umso satter wird das Rot und der harzige Geschmack des Krauts. Es ist eine exquisite Beilage zu allen Gerichten, die man üblicherweise mit Rotkraut serviert. Versuchen Sie einmal Ente mit diesem »roten Sauerkraut«!

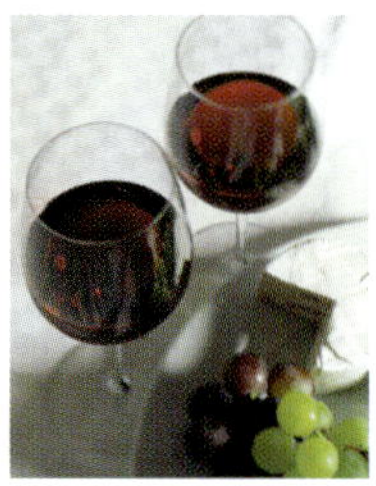

# Karottenkraut

*500 g rohes Sauerkraut · 250 g Karotten*
*1 Zwiebel · 2 EL Öl · 1 Lorbeerblatt*
*5 Wacholderbeeren · 1/8 l Weißwein*
*etwas Salz und Pfeffer*

- Zwiebel schälen und kleinwürfelig schneiden. In einem Suppentopf in Öl glasig anbraten.
- Sauerkraut abtropfen lassen, gemeinsam mit Lorbeerblatt und Wacholderbeeren in den Topf geben, sparsam salzen und pfeffern, mit Wein aufgießen und zugedeckt bei wenig Hitze 20 Minuten kochen lassen.
- Die Karotten waschen und mit einer Rohkostreibe fein schaben. Unter das Kraut rühren und weitere 10 Minuten schwach kochen lassen.

Das Karottenkraut passt besonders gut zu gekochtem Rindfleisch.

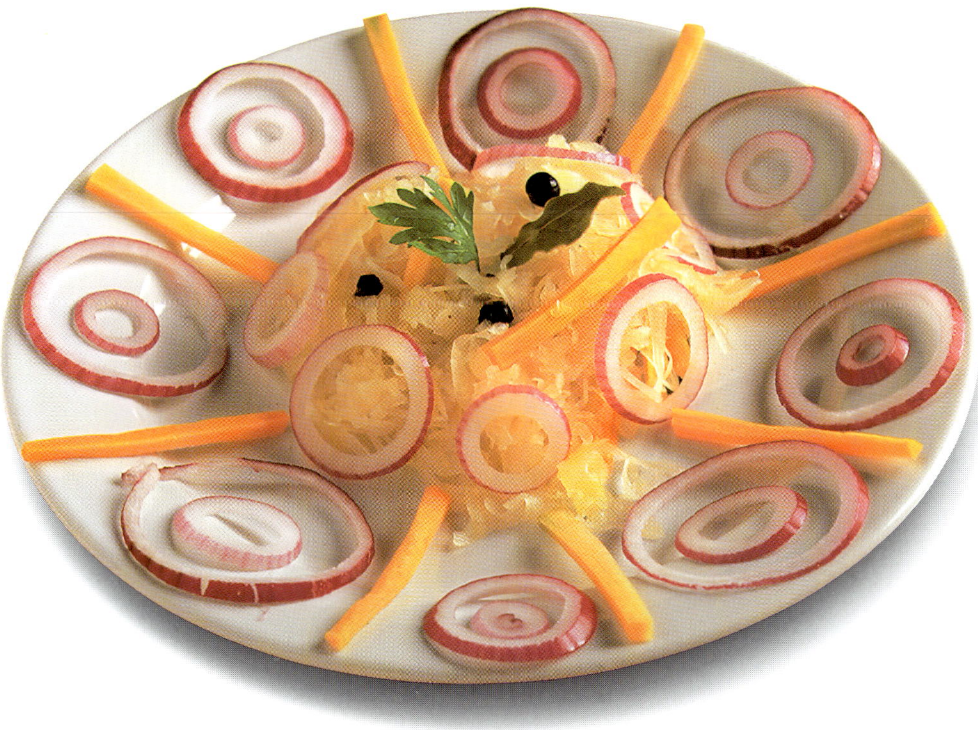

## Tomatenkraut

*500 g Sauerkraut*
*2 Zwiebeln*
*2 EL Öl*
*1/8 l Rindsuppe*
*1 TL Paprikapulver*
*1 TL Zucker*
*3 Tomaten*
*3 EL Crème fraîche*

- Zwiebeln schälen, in kleine Würfel schneiden und in einem Suppentopf in Öl glasig anbraten. Abgetropftes Sauerkraut beigeben, gut durchrühren, mit der Rindsuppe aufgießen.
- Zucker und Paprikapulver unterrühren, zugedeckt 20 Minuten bei wenig Hitze kochen lassen.
- Die Tomaten kurz in kochendes Wasser tauchen, damit sie sich leicht schälen lassen. Die geschälten Tomaten in kleine Würfel oder Ringe schneiden und unter das Kraut mengen. Weitere 10 Minuten auf kleiner Flamme kochen lassen. Anschließend Crème fraîche unterziehen.

Das Tomatenkraut wird in der klassischen Wiener Küche häufig zu Schweinebraten serviert!

## Dörrpflaumenkraut

*500 g Sauerkraut*
*10 Dörrpflaumen*
*100 g durchzogener Räucherspeck*
*1 Kartoffel*
*1/8 l Weißwein*

- Dörrpflaumen 12 Stunden in kaltem Wasser einweichen.
- Speck in kleine Würfel schneiden und in einem Topf kurz anbraten. Sauerkraut abtropfen lassen, dazugeben und mit sehr wenig Wasser etwa 10 Minuten dünsten.
- Dörrpflaumen aus dem Einweichwasser nehmen und halbieren. Unter das Kraut rühren, dann mit Einweichwasser und Weißwein aufgießen. Die geschälte und mit der Rohkostreibe geschabte Kartoffel untermengen. Zugedeckt etwa 25 Minuten auf kleiner Flamme kochen.

Dieses milde Kraut mit zart fruchtiger Geschmacksnote passt vorzüglich zu sehr hellem Fleisch, wie beispielsweise Kaninchen, aber auch zu gegrilltem Huhn.

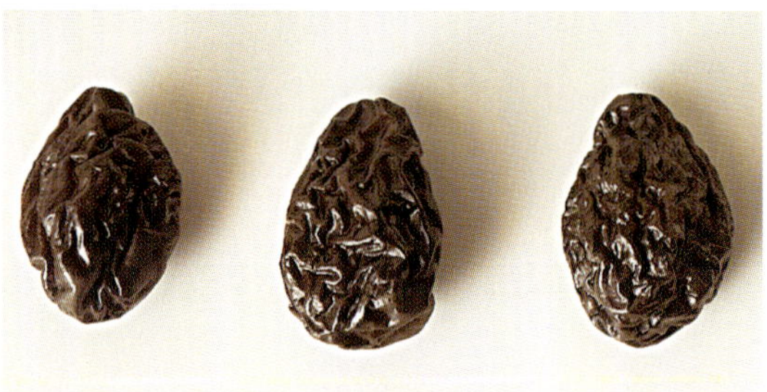

# Ananas-Orangen-Kraut

*500 g rohes Sauerkraut*
*1 Orange*
*1/2 Ananas*
*1/4 l Weißwein*
*125 g Obers (Sahne)*
*3 TL Ingwer*
*etwas Pfeffer*

- Sauerkraut abtropfen lassen. Zwei Drittel davon in einen Suppentopf geben, mit dem Weißwein übergießen, pfeffern und zugedeckt etwa 30 Minuten dünsten.
- Orangenspalten und das Fruchtfleisch der halben Ananas in kleine Würfel schneiden. Mit dem restlichen Drittel des rohen Sauerkrauts unter das gekochte Kraut mengen. Obers (Sahne) unterziehen und mit dem Ingwer abschmecken.

Der herb-fruchtige Geschmack und die unaufdringlich pikante Note machen dieses Kraut zu einer vorzüglichen Beilage zu allen Wildgerichten!

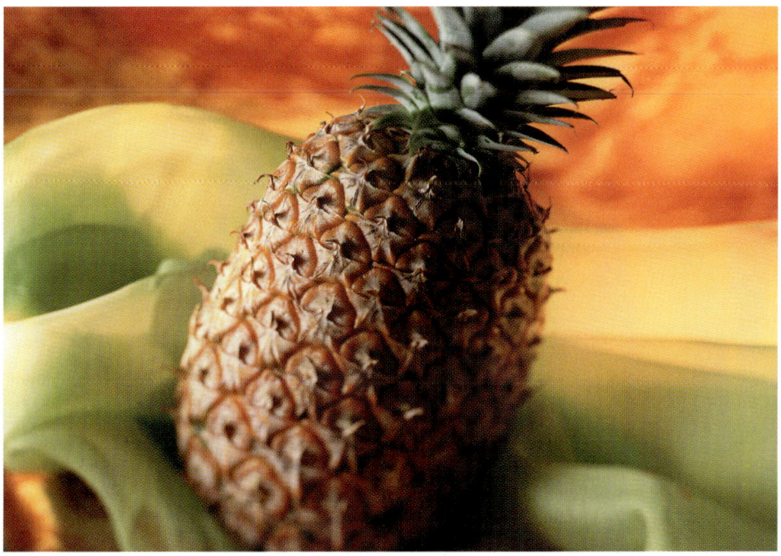

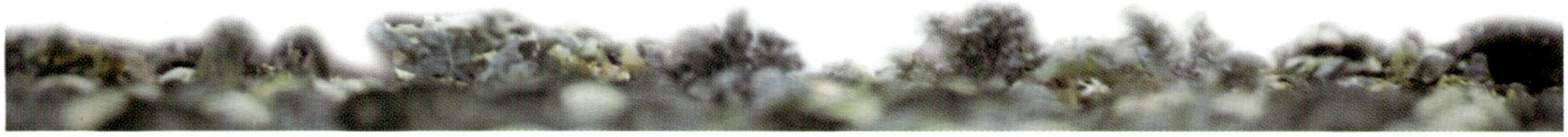

# Salate mit Sauerkraut

*Wer seine pikanten oder fruchtigen Salate mit Sauerkraut zubereitet, gewinnt damit gleich zweifach: einmal durch den Geschmack des Sauerkraut und zum Zweiten, weil das Sauerkraut dabei meist roh genossen wird und deshalb alle seine Vitamine und Vitalstoffe erhalten bleiben.*
*Die folgenden Rezepte sind nur eine Auswahl, die Ihre Phantasie zu vielen weiteren eigenen Sauerkraut-Salatkreationen anregen soll.*
*Beim Sauerkraut ist es nämlich – fast – wie beim Lotto: Alles ist möglich.*

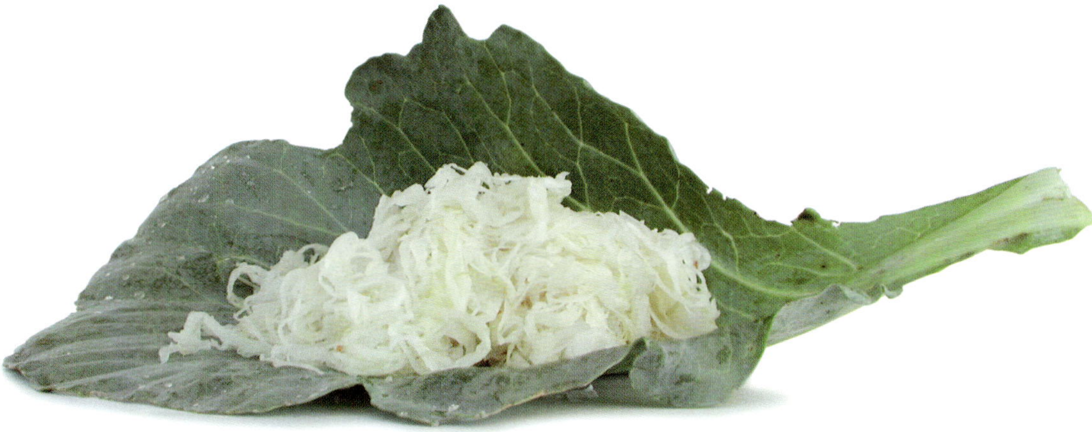

# Tunfischsalat

*400 g rohes Sauerkraut*
*10 Scheiben Ananas aus der Dose*
*1/4 l Ananassaft · 1 TL Kümmel · 100 g Schinken*
*100 g Tunfisch aus der Dose · 120 g Crème fraîche*
*Salz, Pfeffer · frischer Dill*

- Sauerkraut abtropfen lassen und etwas zerkleinern. Ananasscheiben in Würfel schneiden und in einem Topf mit dem Kraut und dem Kümmel vermengen. Mit dem Ananassaft aufgießen und auf kleiner Flamme zugedeckt etwa 20 Minuten dünsten.
- Dill fein hacken, Schinken und Tunfisch in kleine Würfel schneiden und zum Kraut geben. Gut durchrühren und weitere 10 Minuten dünsten. Dann vom Herd nehmen und auskühlen lassen.
- Aus Crème fraîche, Salz und Pfeffer ein Dressing rühren und den Salat mit dem Dressing vermischen.

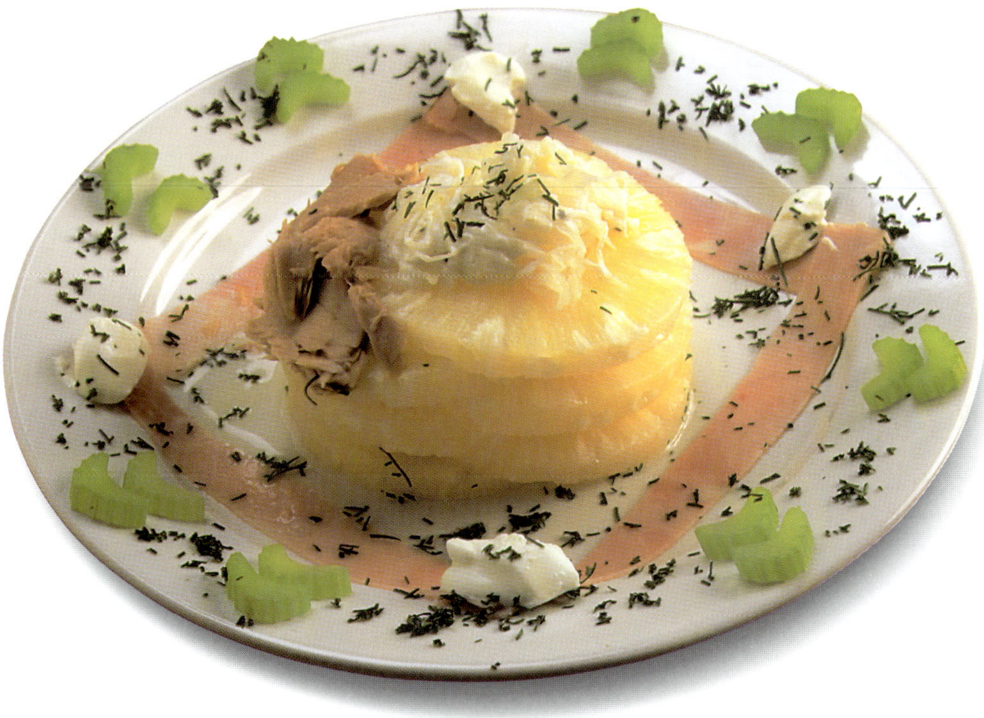

## Fruchtsalat mit Sauerkraut

*400 g rohes Sauerkraut*
*2 Äpfel*
*2 Orangen*
*5 EL gehackte Walnüsse*
*200 g Obers (Sahne)*
*1 TL gemahlener Kümmel*
*Salz und Pfeffer*

- Äpfel schälen und in kleine Würfel schneiden. Orangenspalten halbieren. Gemeinsam mit den Walnüssen unter das gut abgetropfte und etwas zerkleinerte Sauerkraut mengen.
- Aus Obers (Sahne), Kümmel, Salz und Pfeffer eine Marinade bereiten und unter den Krautsalat rühren. Vor dem Servieren etwa 10 Minuten rasten lassen.

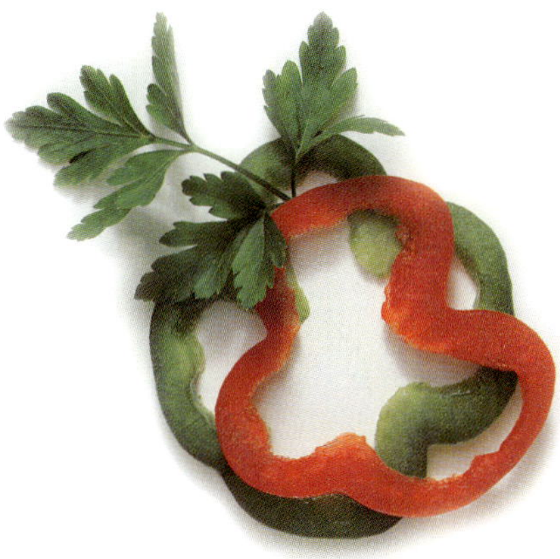

## Pikanter Sauerkrautsalat

*400 g rohes Sauerkraut*
*1 Zwiebel*
*1 EL Butter*
*1/4 l Tomatensaft*
*200 g rote Bohnen aus der Dose*
*100 g Gemüsemais aus der Dose*
*300 g Schinken*
*2 EL edelsüßes Paprikapulver*
*Salz, Pfeffer*
*frische Kresse zum Bestreuen*

- Schinken in kleine Streifen schneiden. Zwiebel schälen und kleinwürfelig schneiden. Beides in Butter glasig anrösten. Mit dem Tomatensaft ablöschen und mit Paprikapulver, Salz und Pfeffer pikant abschmecken.
- Sauerkraut abtropfen lassen, etwas zerkleinern und im Tomatensaft kurz aufkochen lassen. Bohnen und Gemüsemais unterrühren, dann vom Herd nehmen und auskühlen lassen. Vor dem Servieren mit frischer Kresse bestreuen.

# Sauerkrautsalat mit Äpfeln und Nüssen

*400 g rohes Sauerkraut*
*2 Äpfel · 10 Walnüsse · 5 EL Öl*
*5 EL Apfelessig · 1 TL Zucker · 2 EL Butter*
*100 g Schinken · 1 Bund Schnittlauch*
*Salz, Pfeffer*

- Sauerkraut abtropfen lassen und klein schneiden. Äpfel schälen und in kleine Würfel schneiden. Walnüsse zerkleinern. Alles miteinander vermengen.
- Den Schinken in kleine Würfel schneiden, in Butter kurz anbraten und unter das Kraut mischen.
- Aus Öl, Essig, Zucker, Salz und Pfeffer eine Marinade anrühren, über das Kraut gießen und gut durchrühren. Etwa eine halbe Stunde ziehen lassen. Dann mit frisch gehacktem Schnittlauch bestreuen und servieren.

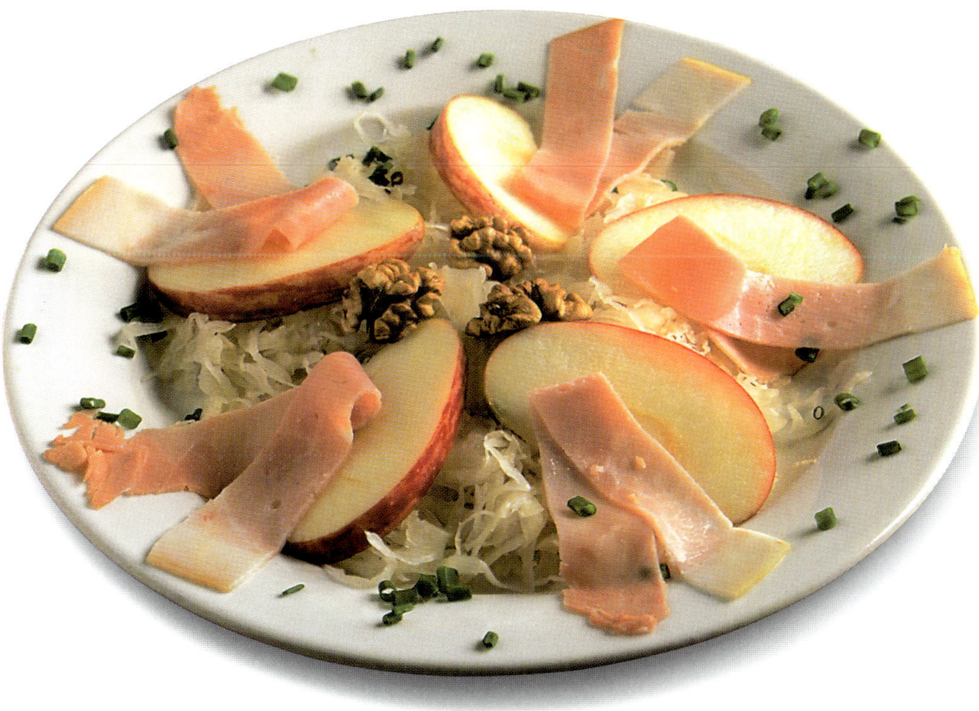

## Süßer Sauerkrautsalat

*400 g rohes Sauerkraut*
*1 Banane*
*2 Äpfel*
*1 Orange*
*1 EL Zucker*
*1 EL Kokosflocken*
*1 EL Rosinen*
*Koriander*

- Sauerkraut gut abtropfen lassen und zerkleinern. Äpfel schälen, raspeln und sofort unter das Sauerkraut mengen, damit sich die Apfelraspel nicht braun färben. Banane in Scheiben schneiden, Orangenspalten halbieren, beides zum Kraut geben.
- Zucker in etwas Wasser auflösen, über das Kraut gießen, gut durchrühren. Den Salat in einer Schüssel anrichten und mit Rosinen, Kokosflocken und Koriander bestreuen. Vor dem Servieren etwa 10 Minuten ziehen lassen.

Dieser Salat ist ein typischer »Party-Salat« – besonders, wenn man frische Croissants dazu serviert!

## Rohkostteller

*400 g rohes Sauerkraut*
*1 Zwiebel*
*2 Äpfel*
*1 EL Zitronensaft*
*100 g Obers (Sahne)*
*3 EL Salatmayonnaise*
*Salz und Pfeffer*

- Sauerkraut gut abtropfen lassen und etwas zerkleinern. Äpfel schälen, grob raspeln und sofort unter das Kraut mengen, damit sie sich nicht braun verfärben. Zwiebel fein hacken und untermischen.
- Aus Obers (Sahne), Salatmayonnaise und Zitronensaft eine Soße anrühren, mit Salz und Pfeffer abschmecken und dem Kraut untermengen. Sofort servieren.

Passt als schnelle Zwischenmahlzeit mit Vollkornbrot, eignet sich aber auch als Beilage.

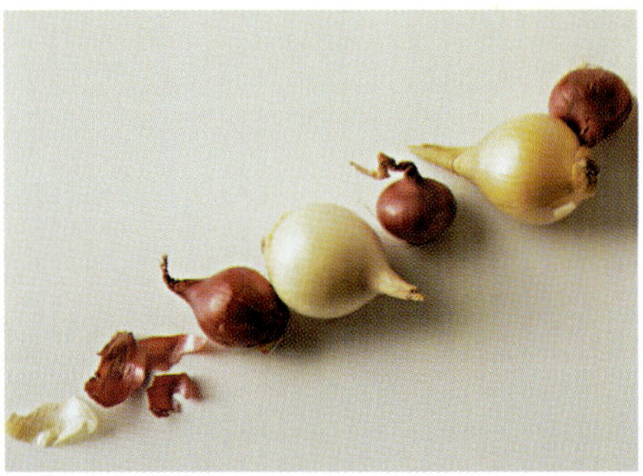

# Sauerkraut-Wurst-Salat

*400 g rohes Sauerkraut*
*4 Essiggurken · 400 g Extrawurst*
*1 Zwiebel · 1 EL Senf · 3 EL Essig*
*5 EL Öl · 1 TL Zucker*
*Salz und Pfeffer*

- Sauerkraut abtropfen lassen und etwas zerkleinern. Gewürzgurken und Extrawurst in kleine Würfel schneiden und mit dem Sauerkraut vermengen.
- Die Zwiebel schälen und kleinwürfelig schneiden. Aus Zwiebelwürfeln, Senf, Essig, Öl und Zucker eine Marinade anrühren und mit Salz und Pfeffer abschmecken. Über das Kraut gießen, gut durchrühren und den Salat eine Stunde kalt stellen. Mit herzhaftem Bauernbrot oder Laugenbrezeln servieren!

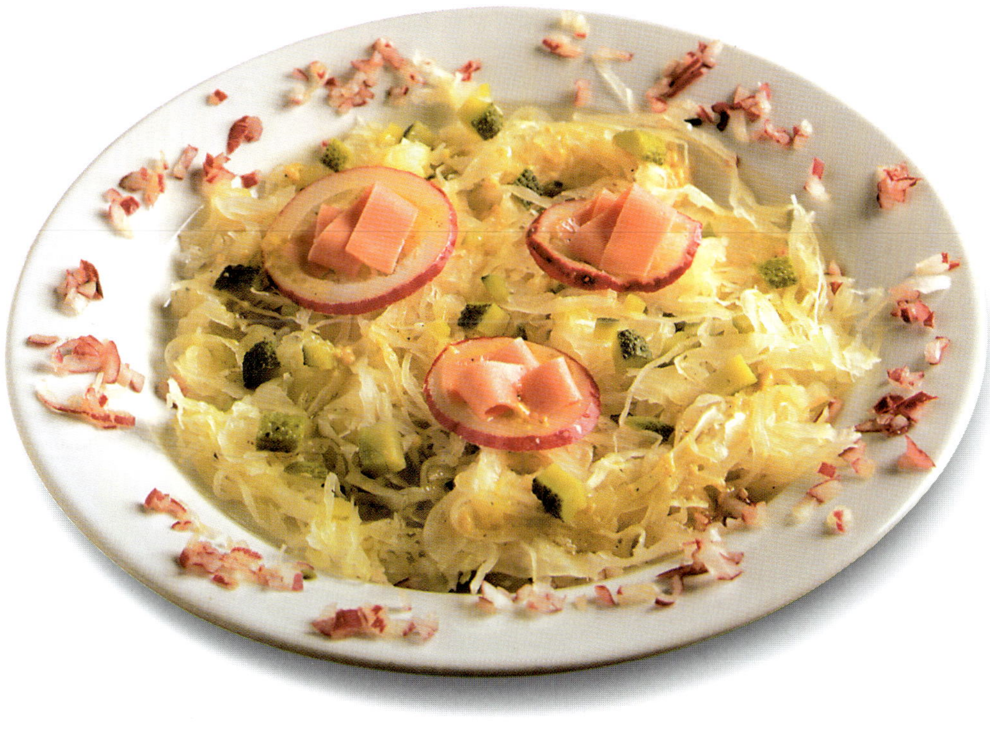

## Sauerkraut-Brokkoli-Salat

*400 g rohes Sauerkraut*
*150 g Brokkoli*
*2 Äpfel*
*1 Zwiebel*
*1 gelbe Paprikaschote*
*1 EL Essig*
*5 EL Öl*
*Salz und Pfeffer*
*Petersilie zum Bestreuen*

- Sauerkraut abtropfen lassen, auseinander zupfen und etwas zerkleinern. Äpfel schälen, raspeln und sofort mit dem Sauerkraut vermischen, damit sie sich nicht braun färben.
- Zwiebel schälen und in feine Ringe schneiden. Brokkoli waschen, dicke Stängel entfernen, den Rest sehr fein schneiden. Paprikaschote von Rippen und Kernen befreien und in feine Streifen schneiden. Alles unter das Kraut mengen.
- Aus Essig und Öl eine Marinade rühren, mit Salz und Pfeffer abschmecken, unter den Krautsalat mengen.
- Petersilie fein hacken und über den Salat streuen.

Wer es mit südländischem Flair mag, kann auch geröstete Pinienkerne darüber streuen. Aber egal, ob Petersilie oder Pinienkerne – zu diesem Salat passen Sesamfladen oder Sesam-Vollkornweckerl besonders gut!

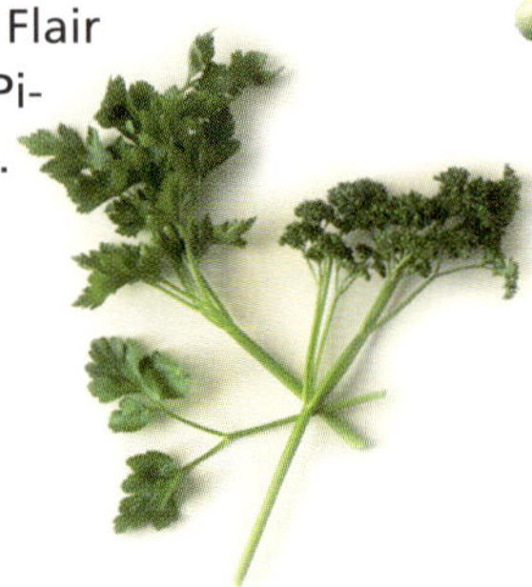

## Krautsalat mit Pilzen

*400 g rohes Sauerkraut*
*150 g frische Pfifferlinge (Eierschwammerl)*
*100 g durchwachsener Räucherspeck*
*2 EL Butter*
*2 EL Apfelessig*
*5 EL Olivenöl*
*Salz und Pfeffer*
*Petersilie zum Bestreuen*

- Pfifferlinge putzen. Sie dürfen nicht gewaschen werden, weil sie sich sonst wie ein Schwamm mit Wasser voll saugen. Räucherspeck in kleine Würfel schneiden.
- Die Butter in einem Topf erhitzen und die Pfifferlinge darin etwa 5 Minuten dünsten. Dann die Speckwürfel unterrühren und weiterdünsten, bis die Pfifferlinge gar sind.
- Das Sauerkraut abtropfen lassen, in ein Nudelsieb geben und im Dampf über dem Kochtopf mit Speck und Pfifferlingen etwas erwärmen. Dann in eine Schüssel geben.
- Aus Essig und Öl eine Marinade rühren, mit Salz und Pfeffer abschmecken und unter das Sauerkraut rühren.
- Speck und Pfifferlinge – ohne Bratenfett! – über das Sauerkraut streuen. Petersilie fein hacken und den Salat vor dem Servieren damit garnieren.

# Sauerkraut-Ei-Salat

*400 g rohes Sauerkraut*
*1 Salatgurke · 3 Tomaten · 1 Zwiebel*
*4 hart gekochte Eier*
*4 EL Essig · 6 EL Öl*
*Petersilie und Dill*
*etwas Zucker, Salz und Pfeffer*

- Gurke, Tomaten und Zwiebel in kleine Würfel schneiden. Mit dem abgetropften Sauerkraut vermischen.
- Aus Essig und Öl eine Marinade bereiten, mit Zucker, Pfeffer und Salz abschmecken und über das Kraut gießen. Gut durchrühren und etwa 10 Minuten ziehen lassen.
- Die gekochten Eier schälen und würfelig schneiden. Petersilie und Dill fein hacken, mit den Eiwürfeln vermengen und über den Salat streuen. Am besten serviert man zu diesem Salat ein Butterbrot!

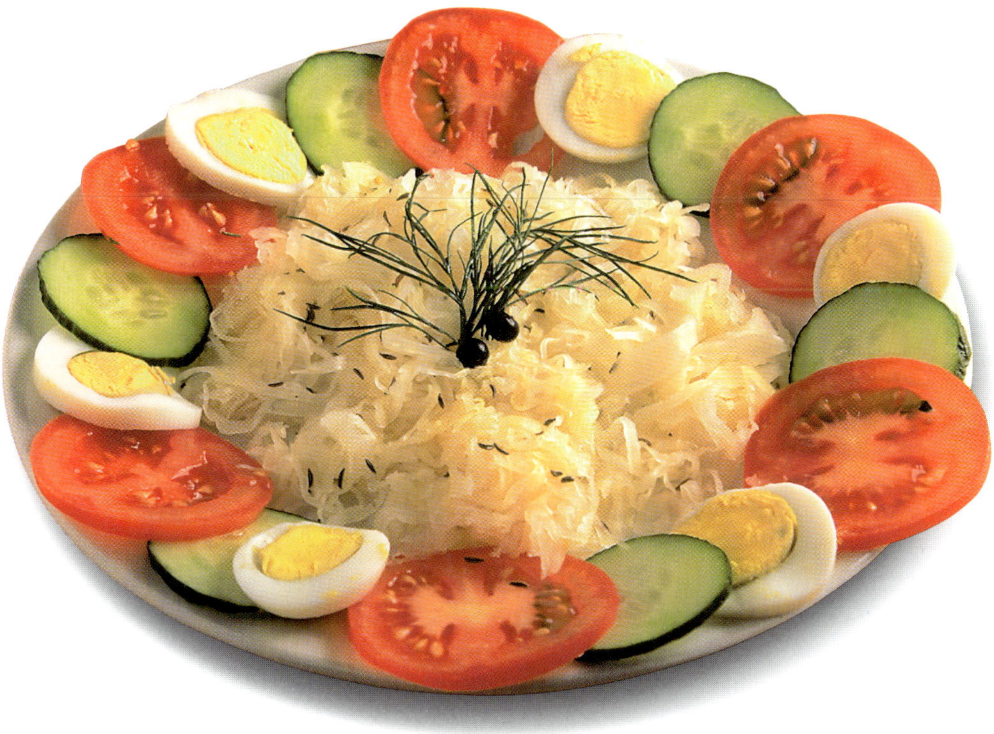

## Mandarinen-Sauerkraut-Salat

*400 g rohes Sauerkraut*
*1 ganze Ananas*
*4 Mandarinen*
*150 g Jogurt*
*100 g Crème fraîche*
*2 EL Honig*
*Ananassaft*

- Sauerkraut abtropfen lassen, gut ausdrücken, auseinander zupfen und etwas zerkleinern. Ananas schälen, verholzte Stellen und Strunk entfernen, zuerst in Scheiben, dann in kleine Stücke schneiden. Den Ananassaft auffangen – er wird für die Soße gebraucht!
- Mandarinen zerteilen, feine Häutchen entfernen und die Spalten gemeinsam mit den Ananasstückchen unter das Sauerkraut mengen.
- Aus Ananassaft, Jogurt, Crème fraîche und Honig eine Soße rühren und unter den Krautsalat mengen. Gut durchrühren und vor dem Servieren etwa eine Stunde im Kühlschrank ziehen lassen.

Dieser süß-fruchtige Sauerkrautsalat ist ein Genuss an heißen Sommertagen. Und selbstverständlich können Sie die Ananas und Mandarinen auch aus der Dose holen …

## Warmer Geflügel-Sauerkraut-Salat

*200 g rohes Sauerkraut*
*4 Hühnerfilets*
*1/8 l Hühnersuppe*
*4 EL Butter*
*Salz und Pfeffer*
*Salatblätter zum Garnieren*

- Hühnerfilets in schmale Streifen schneiden, salzen und pfeffern und in Butter hell anbraten. Dann herausnehmen und das Bratenfett mit der Hühnersuppe aufgießen.
- Sauerkraut abtropfen lassen, etwas zerkleinern und in der Hühnersuppe etwa 20 Minuten dünsten.
- Eine Schüssel mit Salatblättern auslegen, das Kraut darauf anrichten und mit den Hühnerfiletstreifen belegen. Lauwarm serviert schmeckt es am besten!

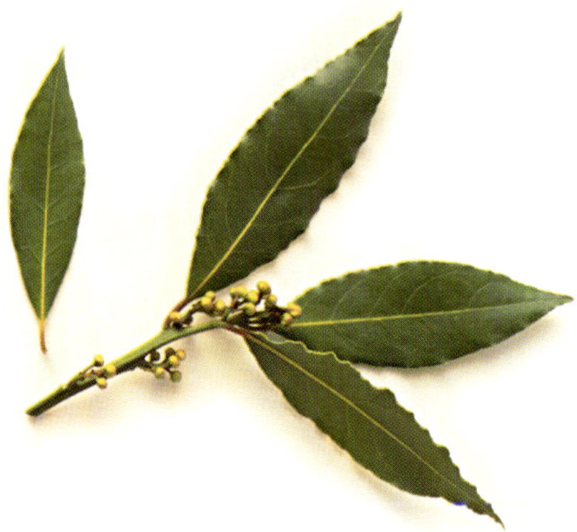

# Heringssalat

*400 g rohes Sauerkraut*
*3 saftige Birnen · 1 Stangensellerie*
*400 g Bismarckheringe · 200 g Jogurt*
*4 EL Crème fraîche · 2 EL gehackte Petersilie*
*1 EL gehackter Dill · Salz, Pfeffer*
*Schnittlauch zum Bestreuen*

- Sauerkraut abtropfen lassen und etwas zerkleinern. Birnen schälen und in kleine Würfel schneiden. Stangensellerie waschen und in feine Scheiben schneiden. Die Heringe abziehen und in etwa zentimeterbreite Streifen schneiden. Alles miteinander vermengen.
- Aus Jogurt, Crème fraîche, Dill, Petersilie, Salz und Pfeffer eine Soße rühren und dem Salat beimengen. Mit Schnittlauch bestreuen. Der Heringssalat schmeckt am besten, wenn er vor dem Servieren zumindest eine Viertelstunde im Kühlschrank zieht.

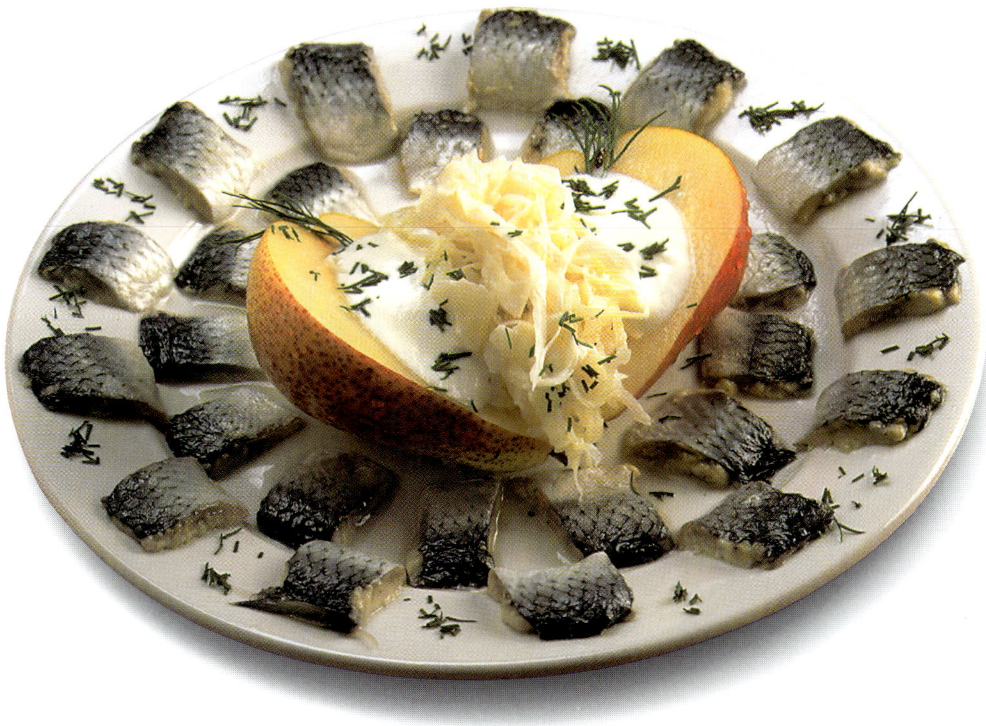

## Scharfer Sauerkrautsalat

*400 g rohes Sauerkraut*
*2 rote Chili*
*1 EL Zitronensaft*
*120 g Jogurt*

- Sauerkraut abtropfen lassen und etwas zerkleinern. Chili in sehr feine Scheibchen schneiden und unter das Kraut mengen.
- Jogurt mit Zitronensaft verrühren und dem Kraut untermengen. Den Salat für einige Stunden – am besten über Nacht – in den Kühlschrank stellen, damit er gut durchziehen kann. Dieser scharfe Salat schmeckt am besten mit kaltem Bier und Butterbrot!

## Schafkäse-Sauerkraut-Salat

*400 g rohes Sauerkraut*
*250 g halbfester Schafkäse*
*1 Schalotte*
*6 EL Olivenöl*
*2 EL Apfelessig*
*1/2 TL Kümmel*
*Salz, Pfeffer, Paprikapulver*
*Schnittlauch zum Bestreuen*

- Sauerkraut abtropfen lassen, auseinander zupfen und etwas zerkleinern. Schalotte und Schafkäse in kleine Würfel schneiden und unter das Sauerkraut mengen.
- Aus Olivenöl und Apfelessig eine Marinade rühren, mit Kümmel, Paprikapulver, Salz und Pfeffer abschmecken und unter den Krautsalat mengen. Gut durchmischen und mit Schnittlauch bestreut servieren!

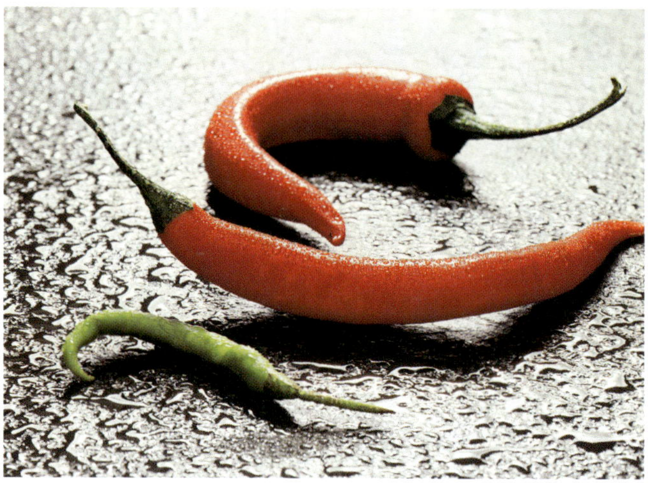

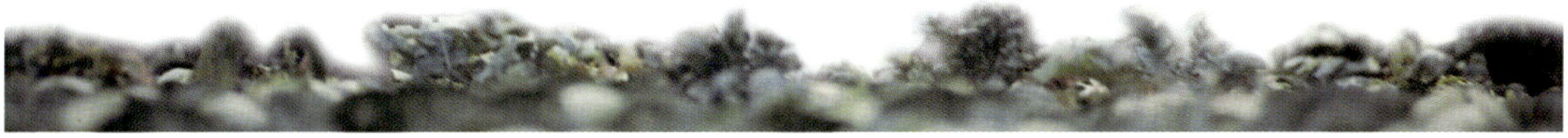

# Snacks, Kuchen, Pastete, Pizza, Gulasch – alles mit Sauerkraut!

*Sauerkraut bietet eine Vielfalt von Verwendungsmöglichkeiten, die gerade der heute so beliebten und auf Grund der Lebensumstände oft auch notwendigen »schnellen Küche« viele Anregungen bieten kann. Denn das Minimum an Aufwand und Zeit bei der Zubereitung bringt im Fall des Sauerkrauts kein »fast food«, sondern gesunden Genuss für höchste kulinarische Ansprüche. Und wer gerne Freunde einlädt, hat mit diesen Sauerkraut-Rezepten einen Ideenvorrat für alle Fälle – vom originellem Partysnack bis zum Schlemmermenü!*

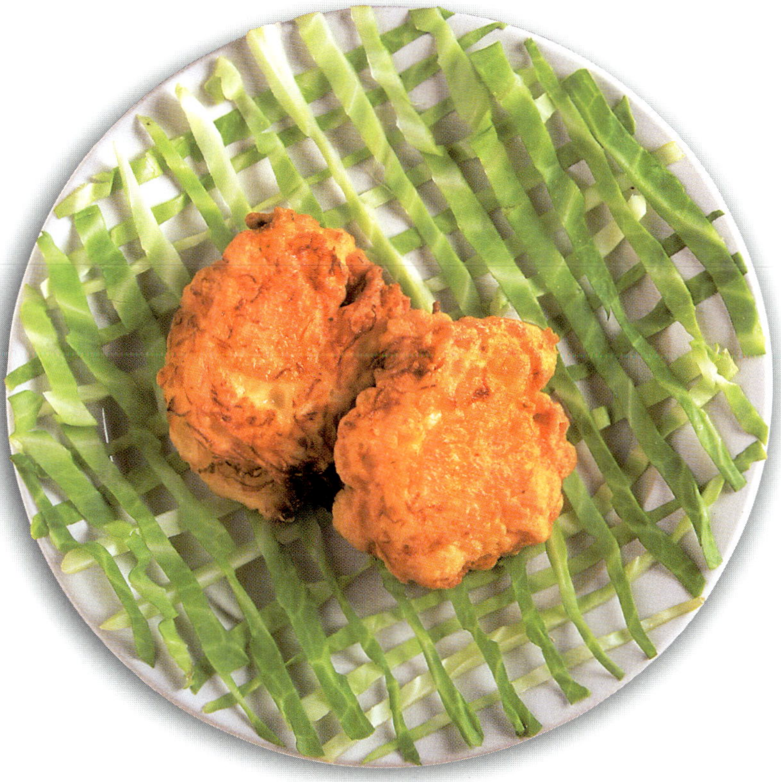

# Sauerkraut-Piroggen

Für den Hefeteig:

*500 g Mehl · 30 g Hefe*
*100 g Butter · Salz*
*1/4 lWasser*

Für die Fülle:

*300 g rohes Sauerkraut*
*150 g gemischtes Faschiertes (Hackfleisch)*
*1 Zwiebel · 2 Eier*
*1 TL Paprikapulver · Salz und Pfeffer*
*1 Eigelb zum Bestreichen*

- Mehl in eine Schüssel sieben, in die Mitte eine flache Mulde drücken und die Hefe hineinbröseln. Einen Viertelliter lauwarmes Wasser bereitstellen, 5 EL davon in die Schüssel geben und mit Mehl und Hefe einen zähen Teig kneten. Diesen Teig 20 Minuten an einem warmen Ort rasten lassen.

- Die Butter wird anschließend in kleinen Flocken zum »aufgegangenen« Teig gegeben. Nun gießt man das restliche lauwarme Wasser hinzu. Salzen und dann den Teig kräftig durchkneten, bis er Blasen wirft. Den fertigen Teig lässt man nochmals 20 Minuten »gehen«.

- Das Sauerkraut für die Fülle lässt man im eigenen Saft etwa 10 Minuten auf kleiner Flamme dünsten. Faschiertes mit den Eiern und der fein geschnittenen Zwiebel vermischen und unter das gedünstete Kraut mengen. Die Fülle mit Salz, Pfeffer und Paprikapulver abschmecken.

- Den Teig auf einem bemehlten Backblech dünn ausrollen und in Quadrate von etwa 10 Zentimetern Seitenlänge schneiden. Krautfülle darauf verteilen. Die Teigquadrate über die Ecken zusammenlegen und die Stoßstellen gut festdrücken.

- Backrohr auf 200 °C vorheizen. Die Piroggen auf ein Backblech legen, mit dem versprudelten Eigelb bestreichen und auf mittlerer Schiene etwa 25 bis 30 Minuten goldgelb backen.

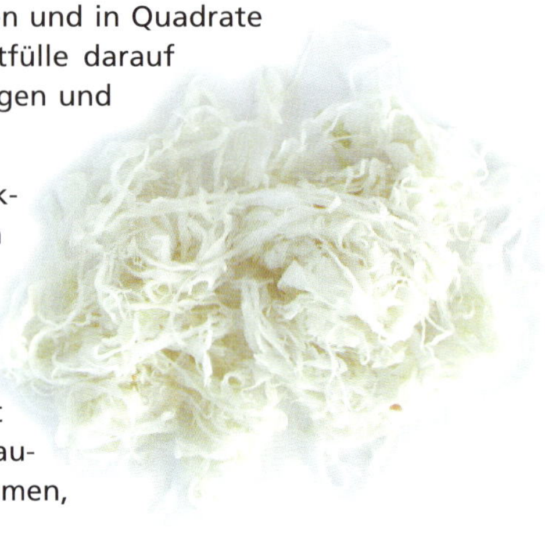

Übrigens: Piroggen sind eine russische Nationalspeise. Die Fülle kann aus vielerlei Zutaten bestehen, aber Sauerkraut oder Kohl kommen fast immer vor. Piroggen kann man lauwarm oder kalt genießen. Und weil sie aus Russland stammen, passt dazu nicht nur Bier, sondern klarerweise auch Wodka.

# Sauerkraut-Pastete

*200 g Weinkraut · 1 Avocado*
*20 g Krabbenschwänze aus der Dose · 3 EL eingelegter Kürbis aus der Dose*
*2 EL Zitronensaft · 1 TL Sojasoße*
*Salz und Pfeffer · 4 Tiefkühl-Blätterteigpastetchen*
*frischer Dill zum Garnieren*

- Weinkraut abtropfen lassen, auseinander zupfen und klein schneiden. Avocado schälen, entsteinen und das Fruchtfleisch in kleine Würfel schneiden. Die Krabbenschwänze kalt abwaschen. Kürbis klein schneiden. Alles in einen Topf geben und miteinander vermengen. Zitronensaft und Sojasoße beigeben, gut durchrühren und mit Salz und Pfeffer abschmecken. Im Topf auf der Kochplatte etwas erwärmen, aber keinesfalls zum Kochen bringen!
- Die Blätterteigpastetchen im Backrohr nach Anleitung auf der Packung erhitzen und sie anschließend mit der warmen Krautmasse füllen. Mit gehacktem Dill bestreuen und warm servieren.

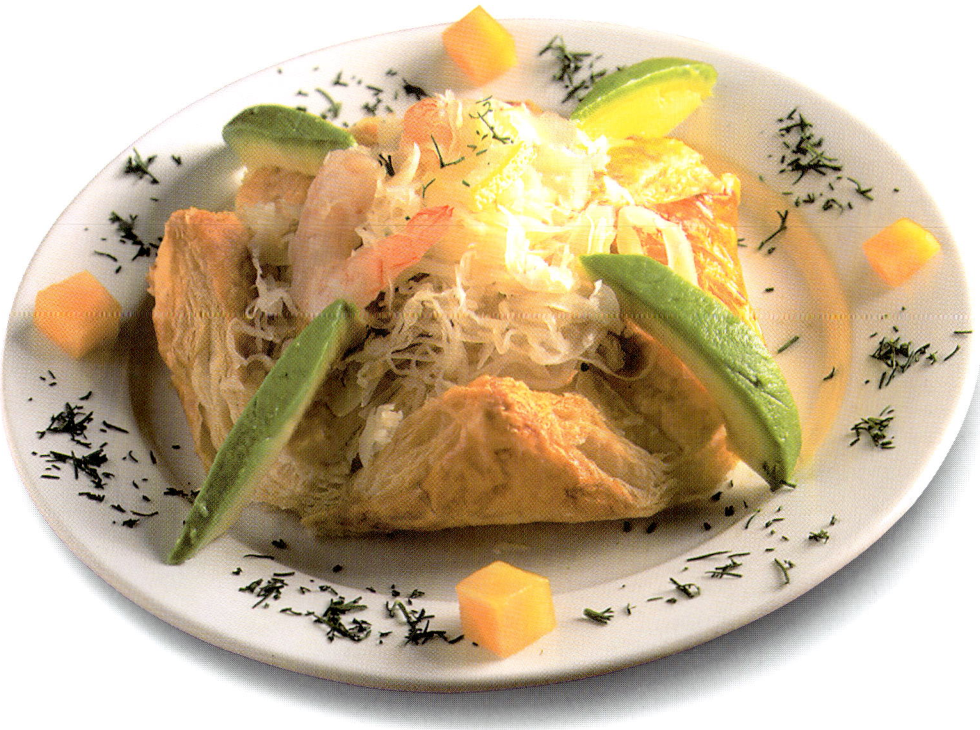

# Sauerkraut-Strudel

Für den Kartoffelteig:

*250 g gekochte Kartoffeln · 250 g glattes Mehl*
*1 TL Backpulver · 100 g Butter · 100 g Zucker*
*1 Ei · abgeriebene Schale einer halben, ungespritzten Zitrone*

Für die Fülle:

*500 g rohes Sauerkraut*
*2 Zwiebeln · 200 g Schweinefleisch (Schulter)*
*2 EL Butter · 1/4 l Rindsuppe*
*1/2 TL getrockneter Majoran · Salz und Pfeffer*
*zerlassene Butter zum Bestreichen*

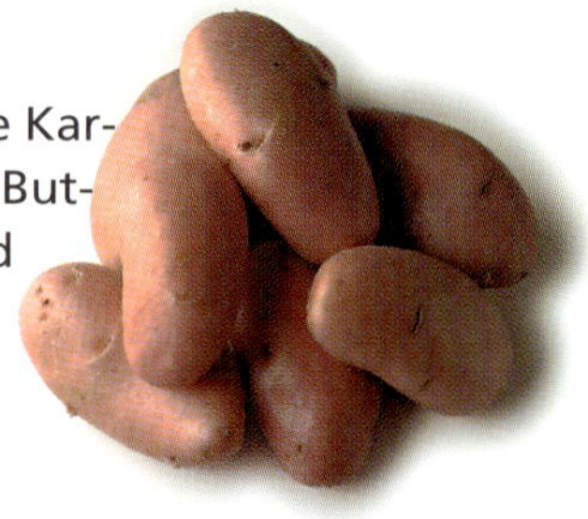

- Die gekochten und geschälten Kartoffeln werden noch heiß durch eine Kartoffelpresse gedrückt. Mehl und Backpulver durchsieben und mit der Butter gut vermengen. Dann den Kartoffelbrei, Zucker, Zitronenschale und das Ei beigeben und einen glatten Teig kneten.
- Den Teig zugedeckt eine halbe Stunde rasten lassen. Während dieser Zeit kann man die Fülle vorbereiten.
- Zwiebeln in feine Ringe und das Schweinefleisch in kleine Würfel schneiden. Beides in einem Topf in Butter anbraten, bis die Zwiebelringe glasig, aber nicht braun sind.
- Sauerkraut abtropfen lassen und zum Zwiebel-Fleisch-Gemenge in den Topf geben. Mit Salz, Pfeffer und Majoran würzen, gut durchrühren, etwas andünsten lassen und dann mit der Rindsuppe aufgießen. Unter mehrmaligem Umrühren etwa 25 Minuten bei wenig Hitze nicht zugedeckt kochen lassen. Die Flüssigkeit sollte danach weitgehend verdampft sein.
- Den Teig auf einem bemehlten Küchentuch ausrollen. Die Fülle auf etwa zwei Dritteln der Teigfläche verteilen. Das vordere Drittel sowie etwa zwei Zentimeter an den übrigen Rändern bleiben frei. Dann wird der Strudel eingerollt, indem man das Küchentuch am hinteren Ende anhebt und zügig, aber gleichmäßig und mit Gefühl nach vorne zieht. Den Teig an beiden Zipfeln festdrücken und den Strudel mit Hilfe des Küchentuches auf ein befettetes Backblech legen.
- Das Backrohr auf 180 °C vorheizen. Den Strudel mit zerlassener Butter bestreichen und auf mittlerer Schiene eine knappe Stunde backen. Nach halber Backzeit sollte man ihn nochmals mit Butter bestreichen.
- Der Sauerkrautstrudel schmeckt am besten frisch aus dem Backrohr. Mit frischen Blattsalaten als Beilage verdient er das Prädikat »besonders g'schmackig«!

# Champagnerkraut in Blätterteigtaschen

*1 Glas Champagnerkraut · 1 Packung Tiefkühl-Blätterteig*
*150 g Rohschinken in Scheiben · 6 Nürnberger Bratwürstchen*
*1 Eigelb zum Bestreichen*

- Blätterteig auftauen. Backrohr auf 200 °C vorheizen. Champagnerkarut aus dem Glas nehmen und gut abtropfen lassen. Die Nürnberger Bratwürstchen in einer Pfanne goldbraun anbraten.
- Den Blätterteig ausrollen – aber nicht zu dünn! – und in 6 Quadrate teilen. Auf jedes Quadrat kommt zuerst eine Lage Rohschinken, dann eine Portion Sauerkraut und schließlich ein Bratwürstchen. Belegt soll nur etwa die Hälfte der Gesamtfläche des Blätterteigquadrats werden, damit noch genug Teig zum Einschlagen übrig bleibt!
- Die Enden der Teigquadrate hochschlagen und über der Fülle zusammendrücken. In einer Tasse ein Eigelb versprudeln und die Teigtaschen damit bestreichen. Im vorgeheizten Backrohr auf mittlerer Schiene bei 200 °C etwa 20 Minuten backen.

Die goldgelben und delikat schmeckenden Krauttaschen sind ein origineller Partysnack. Lauwarm und zu einem kühlen Bier schmecken sie besonders gut!

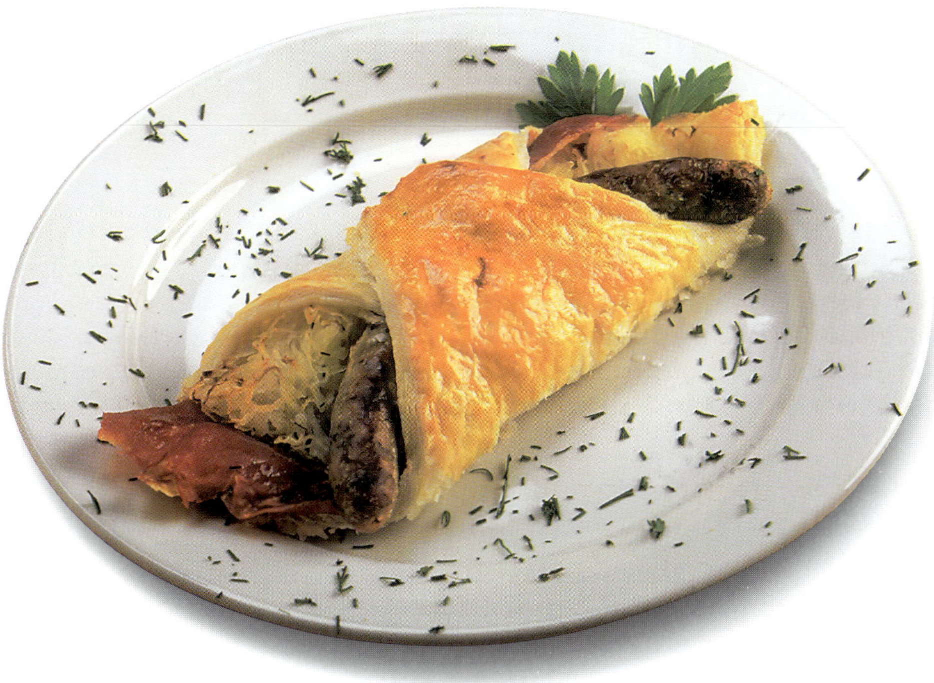

## Sauerkraut-Forellen-Strudel

FÜR DEN KARTOFFELTEIG:

*200 g gekochte Kartoffeln · 250 g glattes Mehl*
*1 TL Backpulver · 100 g Butter · 1 EL Zucker · 1 Ei*
*abgeriebene Schale einer ungespritzten Zitrone*

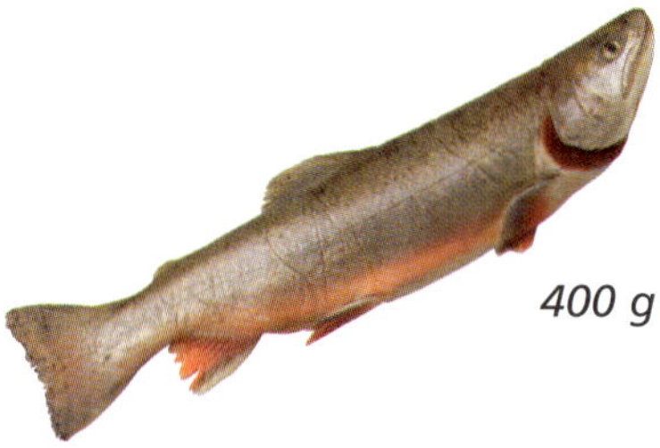

FÜR DIE FÜLLE:

*400 g rohes Sauerkraut*
*400 g geräucherte Forellenfilets ohne Haut und ohne Gräten*
*1 kleine Zwiebel · 2 EL Butter*
*1/4 l Gemüsebrühe (vom Würfel oder Instant)*
*Salz und Pfeffer · zerlassene Butter zum Bestreichen*

- Die gekochten und geschälten Kartoffeln noch heiß durch die Kartoffelpresse drücken. Mehl und Backpulver durchsieben und mit der Butter gut vermengen. Dann den Kartoffelbrei, Zucker, Zitronenschale und das Ei beigeben, gut durchrühren und einen glatten Teig kneten.
- Den Teig zugedeckt eine halbe Stunde rasten lassen. Zeit genug, um währenddessen die Fülle vorzubereiten.
- Zwiebel klein schneiden und in einem Topf in Butter anbraten. Die Zwiebel soll glasig, aber nicht gebräunt sein.
- Sauerkraut abtropfen lassen und zu den Zwiebeln in den Topf geben. Mit Salz und Pfeffer würzen, gut durchrühren, etwas andünsten lassen und dann mit der Gemüsebrühe aufgießen. Unter mehrmaligem Umrühren bei wenig Hitze nicht zugedeckt etwa 25 Minuten kochen lassen. Die Flüssigkeit sollte dann weitgehend verdampft sein.
- Den Teig auf einem bemehlten Küchentuch ausrollen. Die Krautfülle auf etwa zwei Dritteln der Teigfläche verteilen und mit den geräucherten Forellenfilets belegen. Das vordere Drittel sowie etwa zwei Zentimeter an den übrigen Rändern bleiben frei. Dann wird der Strudel eingerollt, indem man das Küchentuch am hinteren Ende anhebt und zügig, aber gleichmäßig und mit Gefühl nach vorne zieht. Den Teig an beiden Zipfeln festdrücken und den Strudel mit Hilfe des Küchentuchs auf ein befettetes Backblech legen.
- Das Backrohr auf 180 °C vorheizen. Den Strudel mit der zerlassenen Butter bestreichen und auf mittlerer Schiene etwa 50 Minuten backen. Nach der halben Backzeit sollte man ihn nochmals mit Butter bestreichen.

Der Sauerkraut-Forellen-Strudel ist ein exquisiter Genuss. Man serviert ihn am besten mit einem Häubchen aus Kräuterrahm oder mit Oberskren (Sahne-Meerrettich).

## Sardellen-Sauerkraut-Taschen

*250 g rohes Sauerkraut · 1 Packung Tiefkühl-Blätterteig*
*1 Dose Sardellenfilets in Öl · 50 g geriebener Parmesan*
*1 EL Butter · 1 Eigelb zum Bestreichen*

- Die Butter in einem Topf zerlassen und das Sauerkraut darin bei wenig Hitze 10 Minuten dünsten.
- Blätterteig auftauen, nicht zu dünn ausrollen, in Quadrate schneiden und diese mit dem geriebenen Parmesan bestreuen. Darauf jeweils ein Häufchen vom gedünsteten Sauerkraut setzen.
- Die Sardellen abtropfen lassen und in feine Streifen schneiden. Auf jedes Sauerkrauthäufchen einen Streifen legen und dann die Teigquadrate über die Ecken zusammenlegen. Die Stoßstellen müssen fest angedrückt werden, damit sie beim Backen nicht aufplatzen.
- Das Backrohr auf 200 °C vorheizen. Die Teigtaschen auf ein Backblech legen, mit einem versprudelten Eigelb bestreichen und etwa 15 Minuten backen. Frisch aus dem Rohr serviert schmecken sie am besten!

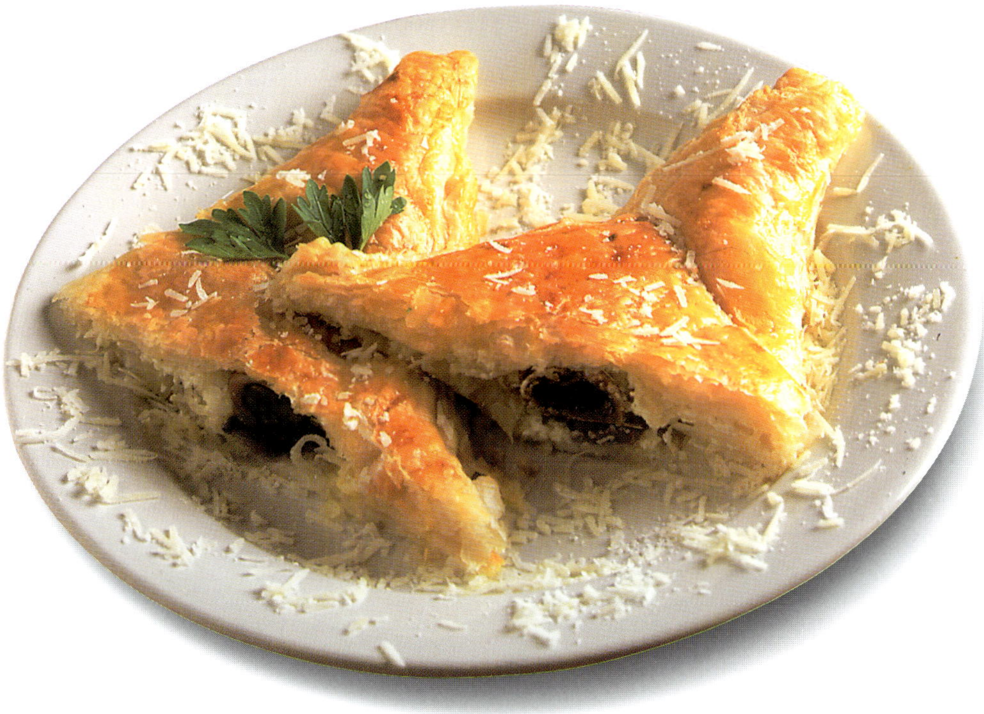

# Sauerkraut-Champignon-Strudel

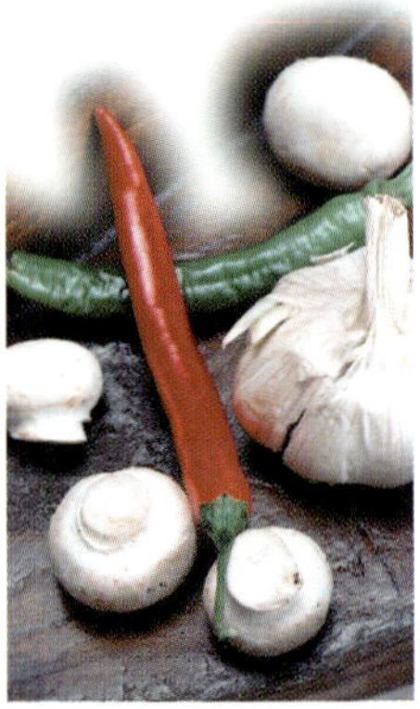

FÜR DEN TOPFENTEIG:

*250 g Margarine · 250 g Topfen (Quark), 20 % Fett*
*250 g Mehl · 1 Eigelb · eine Prise Salz*

FÜR DIE FÜLLE:

*300 g rohes Sauerkraut*
*100 g durchzogener Räucherspeck*
*1 EL Butter · 2 Zwiebeln · 200 g Champignons*
*1/8 l Weißwein · 1/2 TL Kümmel · 1/2 TL Paprikapulver*
*etwas Pfeffer · zerlassene Butter zum Bestreichen*

- Mehl in eine Schüssel sieben. Margarine, Topfen (Quark), Eigelb und Salz beigeben und alle Zutaten zu einem geschmeidigen Teig kneten. Vor dem Ausrollen etwa eine halbe Stunde rasten lassen!
- Sauerkraut abtropfen lassen, in einen Topf geben, mit dem Weißwein übergießen und auf kleiner Flamme zugedeckt etwa 15 Minuten dünsten.
- Zwiebeln und Räucherspeck in kleine Würfel schneiden und in einer Pfanne in Butter glasig anrösten.
- Champignons putzen, blättrig schneiden, in die Pfanne geben und kurz mitrösten. Das gedünstete Sauerkraut abseihen, etwas ausdrücken und in der Pfanne mit den anderen Zutaten vermengen. Mit Kümmel, Paprika und etwas Pfeffer abschmecken.
- Den Teig auf einem bemehlten Küchentuch ausrollen. Die Fülle auf etwa zwei Dritteln der Teigfläche verteilen. Das vordere Drittel sowie etwa zwei Zentimeter an den übrigen Rändern bleiben frei. Dann wird der Strudel eingerollt, indem man das Küchentuch am hinteren Ende anhebt und zügig, aber gleichmäßig und mit Gefühl nach vorne zieht. Den Teig an beiden Zipfeln festdrücken und den Strudel mit Hilfe des Küchentuches auf ein befettetes Backblech legen.
- Das Backrohr auf 180 °C vorheizen. Den Strudel mit zerlassener Butter bestreichen und auf mittlerer Schiene etwa 45 Minuten backen.
- Dieser delikate Strudel wird warm genossen, am besten frisch aus dem Rohr. Blattsalate passen gut dazu, aber auch Kräuterrahm: In 1/8 l Sauerrahm (saure Sahne) fein gehackte, frische Kräuter nach Belieben (Petersilie, Basilikum, Thymian, Oregano) und zwei zerdrückte Knoblauchzehen einrühren. Mit Pfeffer abschmecken. Zwei bis drei Esslöffel für jede Strudelportion und mit gehacktem Schnittlauch bestreuen!

## Sauerkraut-Krapfen

*150 g Mehl*
*4 Eier · 1/8 l Milch · eine Prise Salz*
*400 g rohes Sauerkraut*
*50 g Schinken · Öl zum Ausbacken*

- Das Mehl in eine Schüssel sieben. Eier, Milch und Salz dazugeben und einen geschmeidigen Teig kneten. Wenn er zu fest wird, etwas lauwarmes Wasser beigeben! Den Teig eine halbe Stunde rasten lassen.
- Sauerkraut gut abtropfen lassen. Schinken in kleine Würfel schneiden und mit dem Sauerkraut vermengen.
- In einer Pfanne Öl erhitzen. Das Kraut in kleinen Portionen in den Teig tauchen und die etwa handtellergroßen Krapfen im heißen Öl ausbacken.
- Heiß servieren – am besten mit Blattsalat!

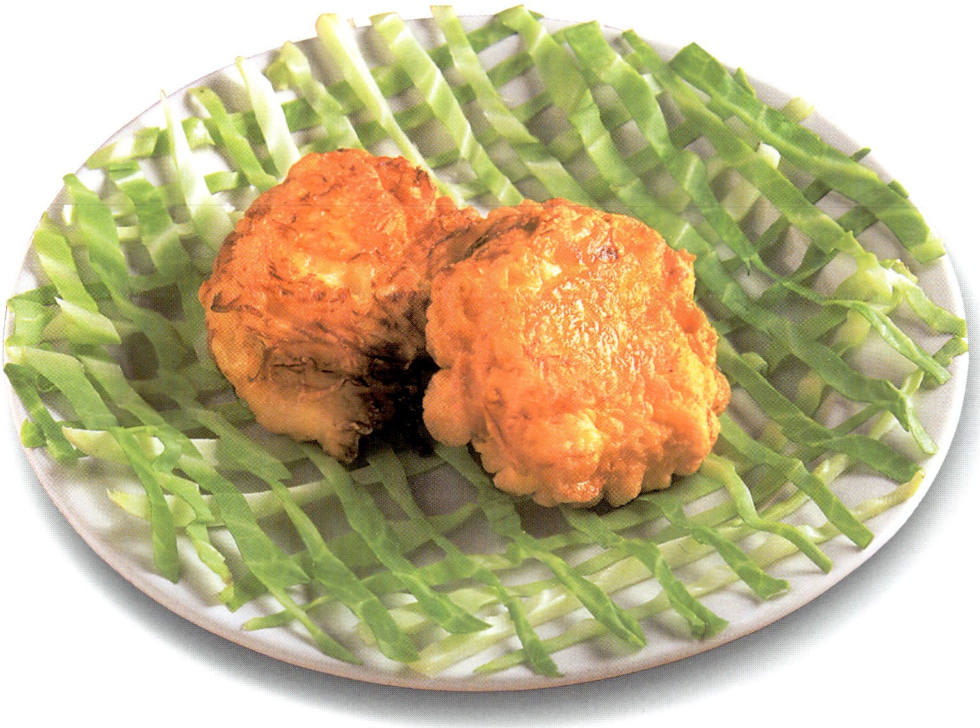

# Gefüllte Kohlblätter in Weinsoße

*1 Weißkohlkopf · 400 g rohes Sauerkraut*
*2 EL Butter · 5 EL Semmelbrösel · 125 g Crème fraîche*
*3 EL Rosinen · 24 Oliven · 1/8 l Weißwein*
*etwas Pfeffer*

FÜR DIE SOßE:

*200 g Butter*
*1/8 l Weißwein · 3 EL Zitronensaft*
*3 EL geriebene Mandeln · Salz und Pfeffer*

- Vom Kohlkopf die äußeren Blätter entfernen. Von den nachfolgenden die 10 schönsten und größten abschneiden. Gebraucht werden 8 Blätter, aber 2 in Reserve sind kein Nachteil. Die Kohlblätter in einem ausreichend großen Topf in Salzwasser etwa 15 Minuten dünsten. Sie sollen weich genug sein, um sich ohne zu brechen rollen zu lassen. Sind die Kohlblätter so weit, wird das Kochwasser abgegossen, die Blätter herausgenommen und mit Küchenkrepp vorsichtig trockengetupft.
- Das Sauerkraut gut abtropfen lassen, auseinander zupfen und klein schneiden. In einer Pfanne Butter erhitzen und die Semmelbrösel darin goldgelb anrösten. Dann die Pfanne vom Herd nehmen. Sauerkraut, Crème fraîche und Rosinen zu den Semmelbröseln geben und alles gut durchmengen. Mit Pfeffer abschmecken.
- Auf jedes der 8 Kohlblätter kommt nun eine Portion der Krautfülle. Als Abschluss drückt man 3 Oliven auf die Fülle und legt die Kohlblätter vorsichtig zusammen, sodass ein geschlossenes Päckchen entsteht.
- Eine feuerfeste Form gut mit Butter fetten, die gefüllten Kohlblätter vorsichtig hineinlegen, etwas Weißwein dazugießen und die Form mit einem Deckel schließen. Das Backrohr auf 180 °C vorheizen, dann die Form auf die mittlere Schiene stellen und die gefüllten Kohlblätter 30 bis 35 Minuten garen.
- Für die Soße werden die geriebenen Mandeln in etwas Butter angeröstet. Mit Weißwein ablöschen, Zitronensaft beigeben, mit Salz und Pfeffer abschmecken und gut durchrühren. Die restliche Butter wird dann flockenweise abgeschabt und darunter geschlagen.
- Die gefüllten Kohlblätter frisch aus dem Rohr auf Tellern anrichten, mit Soße übergießen und als Vorspeise servieren.

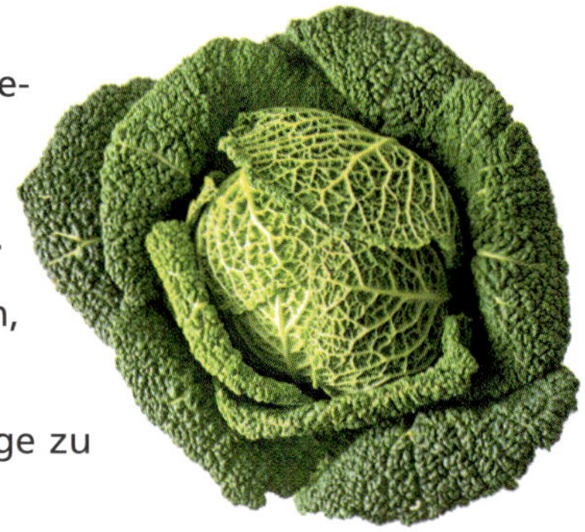

Übrigens: Die gefüllten Kohlblätter passen auch vorzüglich als Beilage zu Kalbskoteletts!

## Sauerkraut-Laibchen

*400 g rohes Sauerkraut*
*50 g Schinken*
*2 Eigelb*
*1 EL Sauerrahm (saure Sahne)*
*80 g Mehl*
*Salz und Pfeffer*
*Öl zum Braten*

- Sauerkraut gut abtropfen lassen, ausdrücken, auseinander zupfen, etwas zerkleinern, leicht salzen und pfeffern. In kleine Würfel geschnittenen Schinken, Mehl, Eigelbe und Sauerrahm (saure Sahne) beigeben und gut durchmengen. Aus der Masse kleine, flache Laibchen formen.
- In einer Pfanne Öl erhitzen und die Laibchen darin beidseitig knusprig braten. Heiß servieren – mit Salat oder gedünstetem Gemüse!

## Sauerkraut-Toast

*4 Scheiben Vollkorntoastbrot*
*20 g Butter*
*8 Scheiben Emmentaler*
*300 g rohes Sauerkraut*
*2 saftige Birnen*

- Backrohr auf 220 °C vorheizen, die Toastbrotscheiben auf ein Backblech legen und im Rohr goldgelb toasten. Dann das Backblech herausnehmen und die Toastscheiben dünn mit Butter bestreichen.
- Sauerkraut gut abtropfen lassen und klein schneiden. Birnen schälen, halbieren und entkernen.
- Auf jedes Stück Toastbrot eine Scheibe Emmentaler legen, darauf eine Portion Sauerkraut und eine Birnenhälfte. Mit einer weiteren Scheibe Emmentaler bedecken.
- Das Backblech mit den Toasts wieder ins heiße Backrohr schieben und so lange überbacken, bis der Käse geschmolzen ist. Heiß servieren!

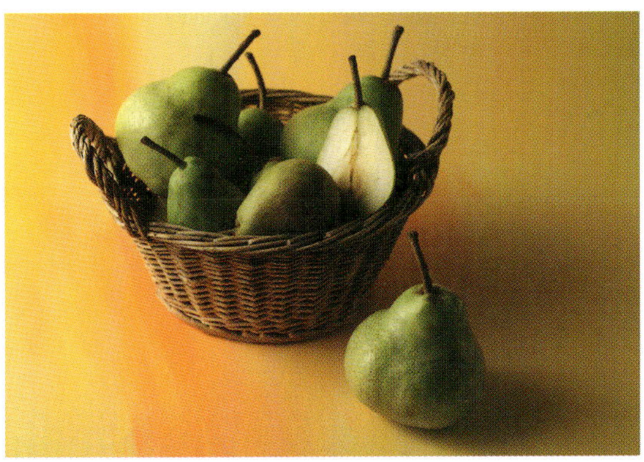

## Gebratene Sauerkrautknödel

*400 g rohes Sauerkraut*
*250 g gemischtes Faschiertes (Hackfleisch)*
*80 g Mehl*
*4 Eier*
*1 Zwiebel*
*1/8 l Rindsuppe*
*1 TL Majoran*
*Salz und Pfeffer*
*reichlich Öl zum Braten*

- Sauerkraut abtropfen lassen, etwas auseinander zupfen und zerkleinern. In einem Topf mit Rindsuppe übergießen, erhitzen und etwa 15 Minuten nicht zugedeckt kochen. Die Suppe soll dann weitgehend verkocht sein.
- Faschiertes (Hackfleisch) in einer Schüssel mit der klein gehackten Zwiebel, dem Mehl und den Eiern vermengen. Mit Majoran, Pfeffer und Salz würzen. Das gedünstete Sauerkraut unterkneten und aus der Masse kleine, eher flache Knödel formen.
- In einer Bratpfanne reichlich Öl erhitzen und darin die Knödel allseitig knusprig braten. Heiß serviert schmecken sie gut zu Kartoffelsalat oder knackig-frischen Blattsalaten. Man kann sie aber auch als Suppeneinlage in einer kräftigen Rindsuppe genießen!

## Bierteig-Sauerkraut-Krapfen

*400 g rohes Sauerkraut*
*100 g Hamburger Speck*
*1 Schalotte*
*1 TL Senf*

Für den Teig:

*100 g glattes Mehl*
*2 Eier*
*1/8 l helles Bier*
*etwas Salz*
*Öl für die Bratpfanne*

- Für den Bierteig die Eier in eine Schüssel schlagen. Langsam das Mehl einrühren und so viel Bier zugießen, dass ein zähflüssiger Teig entsteht. Mit Salz abschmecken und nochmals gut durchrühren.
- Das Sauerkraut abtropfen lassen, auseinander zupfen und etwas zerkleinern. Hamburger Speck und Schalotte in kleine Würfel schneiden und unter das Kraut mengen.
- Den Senf und 2 Esslöffel vom Bierteig unter das Kraut rühren. Dann aus der Krautmasse kleine Knödel formen. Ausgiebig in den Bierteig tauchen, etwas flachdrücken und in der Bratpfanne in heißem Öl auf beiden Seiten knusprig braten. Die fertigen Krapfen auf Küchenkrepp legen, damit das überschüssige Bratenfett aufgesaugt wird. Dann aber sofort und noch heiß servieren – entweder zu einem kühlen Bier oder zu einem knackigen Blattsalat.

# Sauerkraut-Kuchen

Für den Teig:

*500 g glattes Mehl*
*30 g Hefe · Salz*
*1/4 l lauwarmes Wasser*

Für den Belag:

*800 g rohes Sauerkraut*
*200 g durchwachsenen Räucherspeck*
*1 Zwiebel · 50 g Butter · 2 EL Öl · 1 EL Mehl*
*2 EL Sauerrahm (saure Sahne)*
*Salz und Pfeffer*

- Die Hälfte des Mehls in eine Schüssel sieben. In die Mitte eine Mulde drücken, die Hefe hineinbröseln, salzen und 1/8 l lauwarmes Wasser darüber gießen. Alles zu einem zähen Teig verrühren. Die Schüssel mit einem Küchentuch zudecken und den Teig an einem warmen Ort eine halbe Stunde gehen lassen.
- Das restliche Mehl zum Teig geben, wiederum 1/8 l lauwarmes Wasser zugießen und den Teig so lange kneten, bis er sichtbar Blasen wirft. Mit dem Küchentuch zudecken und so lange gehen lassen, bis der Teig sein Volumen nahezu verdoppelt hat. Dann wird der Teig auf einer bemehlten Arbeitsfläche ausgerollt und anschließend auf ein gut gefettetes Backblech gelegt. Dort lässt man ihn noch 15 Minuten rasten, bevor er belegt wird.
- Sauerkraut abtropfen lassen und sehr fein schneiden, am besten mit einem Wiegemesser. Zwiebel kleinwürfelig schneiden und mit dem Kraut vermischen. In einer Pfanne Butter und Öl erhitzen und darin das Kraut andünsten. Mehl mit Sauerrahm (saure Sahne) verrühren, mit Salz und Pfeffer abschmecken und unter das Kraut mengen.
- Die Krautmasse gleichmäßig über den Teig verteilen. Den Räucherspeck in kleine Würfel schneiden und darüber streuen. Backrohr auf 220 °C vorheizen und den Kuchen auf mittlerer Schiene etwa 30 Minuten goldgelb backen.
- Frisch und heiß aus dem Rohr schmeckt der Sauerkrautkuchen am besten. Als Beilage passt gemischter Salat oder Blattsalat – oder im Frühjahr der »Röhrl-Salat« aus jungen Löwenzahnblättern!

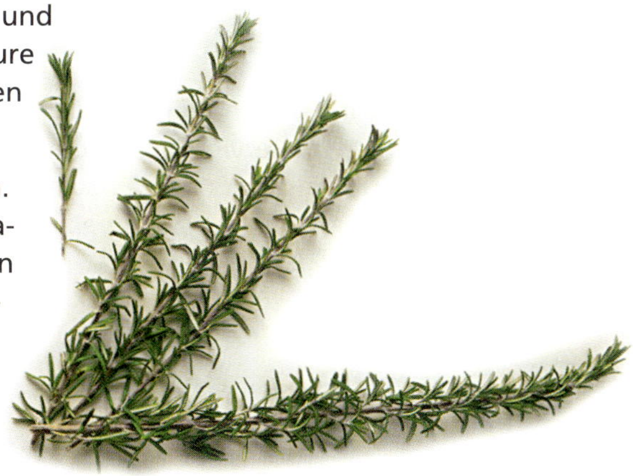

# Sauerkraut-Pizza

Für den Teig:

*250 g Mehl · 20 g Hefe*
*3 EL Öl · 1/2 TL Salz*
*1/8 l lauwarmes Wasser*

Für den Belag:

*400 g rohes Sauerkraut*
*300 g Schinken · 200 g Kirschtomaten*
*150 g geriebener Emmentaler*
*125 g Crème fraîche*
*100 g gefüllte grüne Oliven*
*1 Schalotte · 2 Knoblauchzehen*
*4 EL Tomatenmark*
*2 EL Öl*
*Salz und Pfeffer*
*gehackte Melisse zum Bestreuen*

- Das Mehl in eine Schüssel sieben. In die Mitte eine Mulde drücken, die Hefe hineinbröseln, salzen und 1/8 l lauwarmes Wasser und das Öl darüber gießen und alles zu einem zähen Teig rühren. Die Schüssel mit einem Küchentuch zudecken und den Teig an einem warmen Ort so lange gehen lassen, bis er sein Volumen etwa verdoppelt hat.
- Den Teig auf einer bemehlten Arbeitsfläche ausrollen, in eine gut gefettete, runde Backform geben und die Ränder etwas hochziehen.
- Tomatenmark und Öl verrühren, Schalotte fein hacken und untermischen. Gepressten Knoblauch dazugeben. Mit Salz und Pfeffer abschmecken und die Masse gleichmäßig auf dem Teig verstreichen.
- Sauerkraut ausdrücken und klein schneiden, Schinken in kleine Würfel schneiden, Kirschtomaten halbieren. Alles auf dem Pizzateig verteilen und den geriebenen Emmentaler darüber streuen.
- Backrohr auf 220 °C vorheizen. Die Pizza auf mittlerer Schiene etwa 25 Minuten backen.
- Auf der heißen Pizza die Crème fraîche verteilen, mit den Oliven garnieren und mit gehackter Melisse bestreut servieren. Diese Pizza wird auch verwöhnte Pizza-Esser begeistern!

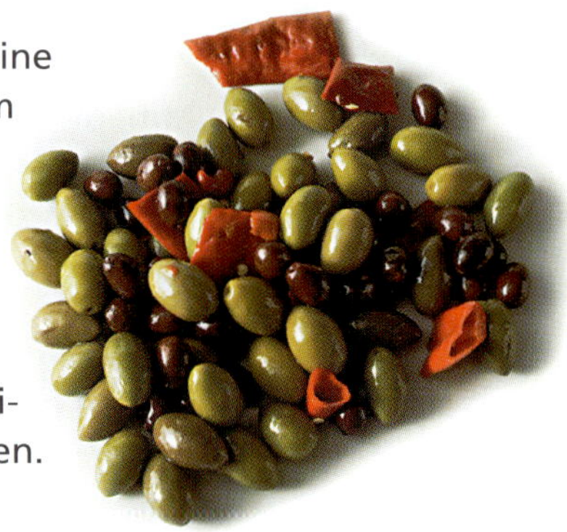

# Wildpastete mit Sauerkraut

Für den Teig:

*400 g Mehl · 200 g Butter*
*1 Ei · Salz*
*8 – 10 EL lauwarmes Wasser*

Für die Füllung:

*400 g rohes Sauerkraut*
*300 g Wildgeschnetzeltes (Reh oder Hirsch für Ragout)*
*etwas Öl · 1 Zwiebel · 1 Ei*
*8 Wacholderbeeren*
*125 g Crème fraîche*
*Salz und Pfeffer*
*1 Eigelb zum Bestreichen*

- Mehl in eine Schüssel sieben. In die Mitte eine Mulde drücken. Butter etwas erwärmen und in die Mulde geben. Etwa 8 bis 10 Esslöffel lauwarmes Wasser und Salz beigeben. Das Ei in einer Tasse verrühren und über die Teigzutaten gießen. Das Ganze zu einem geschmeidigen Teig kneten.
- Den Teig dünn ausrollen. Einen Teil davon für den »Deckel« beiseite legen. Mit dem Rest eine Auflaufform auskleiden.
- Das Wildgeschnetzelte und die fein gehackte Zwiebel in einer Pfanne mit etwas Öl kurz anbraten und anschließend durch den Fleischwolf drehen.
- Sauerkraut gut ausdrücken und fein schneiden. Ei und Wacholderbeeren mit Crème fraîche verrühren, mit Salz und Pfeffer abschmecken. Mit dem Fleisch und dem Sauerkraut vermengen und die Mischung gut durchkneten.
- Die Fülle in die Auflaufform geben, den Teigdeckel aufsetzen. Damit der Dampf entweichen kann, müssen in den Teigdeckel mehrere Löcher gestochen werden!
- Das Eigelb verrühren und den Teigdeckel damit bestreichen. Das Backrohr auf 200 °C vorheizen und die Pastete auf mittlerer Schiene etwa 40 Minuten goldgelb backen.

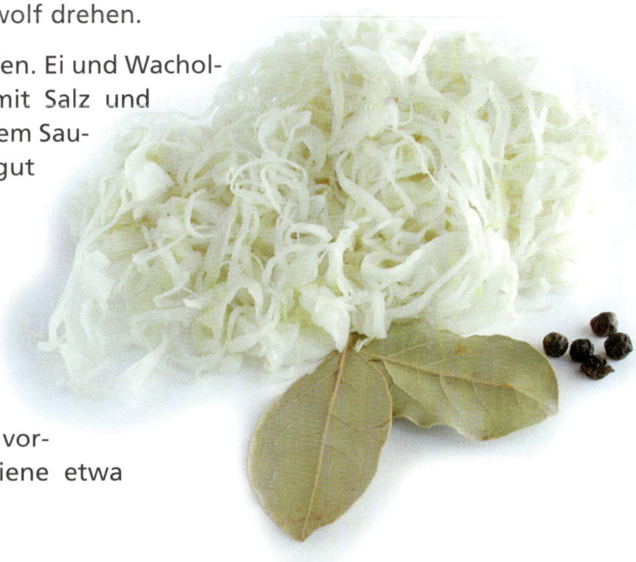

## Frittierte Sauerkraut-Krusteln

*400 g rohes Sauerkraut*
*100 g glattes Mehl*
*1/8 l Weißwein*
*2 Eier*
*1 EL Öl*
*frische Melisse, Minze und Petersilie*
*1 Knoblauchzehe*
*Salz*
*Frittieröl*

- Das Mehl in eine Schüssel sieben und etwas salzen. Weißwein und Öl mit dem Mehl verrühren. Eier in Eiweiße und Eigelbe trennen. Eigelbe in den Teig rühren. Aus den Eiweißen einen steifen Schnee schlagen und dem Teig unterheben.
- Knoblauchzehe zerdrücken. Kräuter waschen, fein hacken und mit dem Knoblauch unter den Teig mischen.
- Sauerkraut gut abtropfen lassen und auseinander zupfen. Das Öl in der Fritteuse erhitzen. Mit einer Gabel jeweils eine Portion Sauerkraut aufnehmen, durch den Teig ziehen und in der Fritteuse goldgelb backen. Dann herausnehmen und auf Küchenkrepp legen, damit das überschüssige Fett aufgesaugt wird.
- Die Krusteln auf einen Teller schichten und noch warm servieren. Passt auch als Party-Snack zu Bier!

## Sauerkraut-Soufflé

*500 g mehlige Kartoffeln*
*400 g rohes Sauerkraut*
*4 Eier*
*100 g geriebener Emmentaler*
*1 EL Butter*
*Salz und Pfeffer*

- Kartoffeln schälen, in kleine Würfel schneiden und in Salzwasser weich kochen. Abgießen und etwas abkühlen lassen. Dann durch die Kartoffelpresse drücken.
- Sauerkraut gut ausdrücken, klein schneiden und mit dem Kartoffelbrei vermengen.
- Die Eier in Eigelbe und Eiweiße trennen. Eigelbe mit geriebenem Emmentaler verrühren und unter die Sauerkraut-Kartoffel-Masse heben. Mit Pfeffer und sehr wenig Salz abschmecken.
- Eiweiße zu einem steifen Schnee schlagen und vorsichtig der Sauerkraut-Kartoffel-Masse unterheben. Die Masse in eine gefettete Auflaufform geben, Backrohr auf 200 °C vorheizen und das Soufflé auf mittlerer Schiene etwa 35 Minuten goldgelb backen.
- Frisch und heiß aus dem Backrohr serviert schmeckt das Sauerkraut-Soufflé am besten: Leicht und locker – ein außergewöhnliches Geschmackserlebnis mit Sauerkraut!

## Sauerkraut-Nudel-Auflauf

*500 g rohes Sauerkraut · 200 g Schinken*
*250 g Bandnudeln · 150 g geriebener Emmentaler*
*1 EL Butter · 125 g Obers (Sahne) · Salz*

- Sauerkraut abtropfen lassen, auseinander zupfen, etwas zerkleinern und in etwas Wasser 10 Minuten dünsten. Das Wasser abgießen.
- Die Bandnudeln in schwach gesalzenem Wasser weich kochen. Durch ein Nudelsieb abgießen.
- Schinken in kleine Würfel schneiden. Eine Auflaufform mit Butter ausstreichen. Die Zutaten in folgender Reihenfolge hineinschichten: Die Hälfte des Sauerkrauts, die Hälfte der Schinkenwürfel, die Hälfte der Nudeln. Darüber die Hälfte des geriebenen Emmentalers streuen und dann die zweite Hälfte der Zutaten in der beschriebenen Reihenfolge einschichten. Den Obers (Sahne) darüber gießen.
- Backrohr auf 180 °C vorheizen und den Auflauf auf mittlerer Schiene 30 Minuten überbacken. Heiß aus dem Rohr servieren. Blattsalate sind eine passende Beilage.

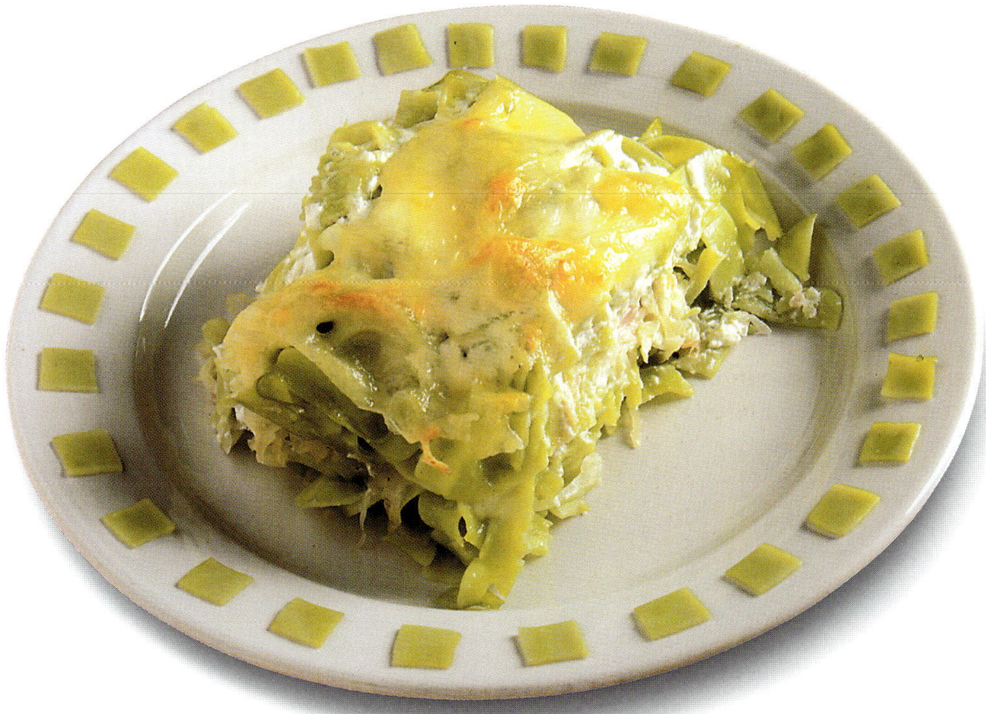

## Szegediner Gulasch

*400 g rohes Sauerkraut*
*500 g mageres Schweinefleisch ohne Knochen*
*4 Zwiebeln*
*5 EL Butter*
*1 EL Paprikapulver*
*1 TL Kümmel*
*1/4 l Rindsuppe*
*125 g Sauerrahm (saure Sahne)*
*Salz und Pfeffer*

- Das Schweinefleisch in etwas größere Würfel schneiden. Zwiebeln in Ringe schneiden und in einem großen Topf in Butter glasig anrösten. Die Fleischwürfel dazugeben und kurz anbraten.
- Sauerkraut abtropfen lassen, auseinander zupfen und eventuell etwas zerkleinern. In den Topf geben, mit Paprika, Kümmel, Salz und einer Prise Pfeffer würzen, mit Rindsuppe aufgießen und gut durchrühren. Zugedeckt bei wenig Hitze etwa eine Stunde schwach kochen lassen.
- Die im Topf verbliebene Flüssigkeit abgießen, mit dem Sauerrahm (saure Sahne) verrühren und über das Gulasch gießen. Noch einmal kurz erwärmen und dann servieren.
- Als Beilage zu diesem wohl bekanntesten Sauerkrautgericht passen Kartoffeln oder Semmelknödel, aber auch herzhaftes Bauernbrot!

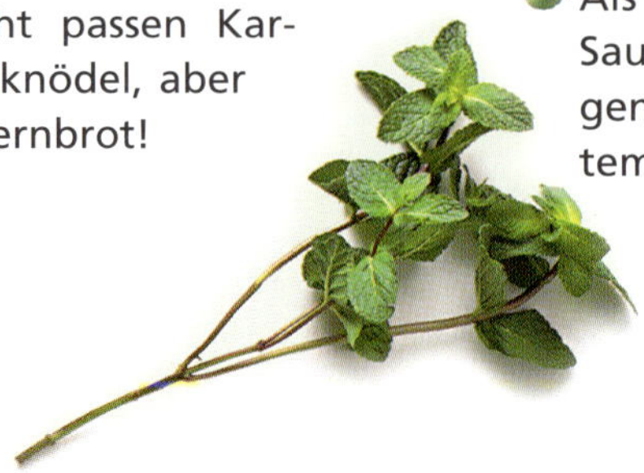

## Sauerkraut-Dukaten

*500 g mehlige Kartoffeln*
*100 g durchzogener Räucherspeck*
*300 g rohes Sauerkraut*
*2 Eier*
*1 EL Butter*
*1 TL Kümmel*
*1/2 TL Muskatnuss*
*1 EL gehackte Petersilie*
*Salz und Pfeffer*
*Butterschmalz zum Backen*

- Kartoffeln in Salzwasser kochen. Die noch heißen Kartoffeln schälen und durch die Kartoffelpresse drücken.
- Räucherspeck in kleine Würfel schneiden. In einer Pfanne in Butter glasig anrösten, dann den Kartoffelbrei dazugeben. Durchrühren und vom Herd nehmen.
- Sauerkraut abtropfen lassen, auseinander zupfen, etwas zerkleinern. Zuerst das Sauerkraut, dann die gehackte Petersilie und anschließend die Eier unter den Kartoffelbrei mengen. Mit Kümmel, Salz, Pfeffer und Muskatnuss abschmecken und zu einer festen Masse kneten.
- Butterschmalz in einer Pfanne erhitzen. Aus dem Brei Dukaten formen und im heißen Butterschmalz ausbacken.
- Als Beilage passt Apfelmus. Man kann die Sauerkrautdukaten aber auch als Beilage genießen – zu gebratenem oder gegrilltem Geflügel beispielsweise.

## Sauerkraut-Lasagne

*400 g rohes Sauerkraut*
*200 g grüne Lasagneblätter*
*2 Schalotten*
*2 rote Paprikaschoten · 2 EL Tomatenmark*
*1 EL Butter · 1 EL Zucker*
*1/8 l Weißwein · 200 g Crème fraîche*
*200 g Jogurt · 150 g geriebener Emmentaler*
*Salz und Pfeffer*

- Lasagneblätter gemäß Anleitung auf der Packung in Salzwasser weich kochen (das heißt: al dente, bissfest).
- Sauerkraut abtropfen lassen, auseinander zupfen und eventuell etwas zerkleinern. Schalotten in kleine Würfel schneiden und in Butter glasig anbraten. Tomatenmark, die entkernten und in Streifen geschnittenen Paprikaschoten und anschließend das Sauerkraut beigeben. Mit Weißwein aufgießen und etwa 15 Minuten auf kleiner Flamme dünsten.
- Crème fraîche und Jogurt verrühren, mit Zucker, Salz und Pfeffer abschmecken und unter das Kraut rühren.
- In eine gebutterte Auflaufform zuerst Lasagneblätter legen, dann etwas von der Krautmasse darüber streichen und weiter abwechselnd je eine Schicht Lasagneblätter und eine Schicht Krautmasse. Den Abschluss bildet eine Krautmasseschicht. Darüber den geriebenen Emmentaler streuen.
- Im vorgeheizten Backrohr bei 180 °C auf der untersten Schiene etwa 35 Minuten backen. Frisch und heiß aus dem Backrohr servieren!

## Sauerkraut-Palatschinken

Für den Teig:

*500 g glattes Mehl · 1/2 l Milch*
*1/4 l Mineralwasser · 5 Eier*
*Salz und Pfeffer · Butter zum Ausbacken*

Für die Füllung:

*800 g rohes Sauerkraut · 200 g Schinken*
*1/4 l Apfelsaft · 2 Äpfel*
*300 g Crème fraîche · 1 EL Paprikapulver*
*gehackte Minze zum Bestreuen*

- Mehl in eine Schüssel sieben. Mit Milch, Mineralwasser und den Eiern zu einem glatten, eher flüssigen Teig verrühren. Mit Salz und Pfeffer abschmecken und einige Minuten rasten lassen. Dann noch einmal gut durchrühren.
- Sauerkraut abtropfen lassen, auseinander zupfen und eventuell etwas zerkleinern. Etwas Butter in einem Topf zerlassen, das Sauerkraut beigeben, erhitzen, mit dem Apfelsaft aufgießen und zugedeckt etwa 10 Minuten dünsten.
- Äpfel schälen und in kleine Würfel schneiden. Schinken ebenfalls kleinwürfelig schneiden. Beides dem Sauerkraut beimengen. Crème fraîche und Paprikapulver unterrühren und weitere 10 Minuten dünsten.
- In einer Bratpfanne Butter erhitzen und darin aus dem Teig 4 große Palatschinken backen. Jede auf einen Teller legen, mit einer Portion der Krautmasse belegen und die Teigränder einschlagen. Mit gehackter Minze bestreuen und servieren!

Übrigens: Statt Palatschinken können Sie auch Pfannkuchen sagen …

# Sauerkraut-Tortellini

TEIG:

*300 g glattes Mehl · 3 Eier · Salz*
*1 Eiweiß zum Bestreichen*
*3 – 4 EL lauwarmes Wasser*

FÜLLE:

*400 g Sauerkraut*
*200 g Schinken · 2 Schalotten*
*1 EL Butter · 1 Lorbeerblatt*
*4 Wacholderbeeren*
*1/8 l Weißwein*

SOSSE:

*4 EL Tomatenmark*
*125 g Sauerrahm (saure Sahne)*
*1 EL gehackte Petersilie · Pfeffer*

- Mehl in eine Schüssel sieben. Mit 3 bis 4 EL lauwarmem Wasser, Salz und Eiern zu einem geschmeidigen Teig kneten. In Folie wickeln und etwa 30 Minuten rasten lassen.
- Schalotten und Schinken in kleine Würfel schneiden und in Butter glasig anrösten. Sauerkraut abtropfen lassen, etwas auseinander zupfen und gemeinsam mit Lorbeerblatt und zerdrückten Wacholderbeeren beigeben. Mit Weißwein aufgießen, gut durchrühren und bei wenig Hitze zugedeckt etwa 20 Minuten dünsten.
- Den Teig dünn ausrollen und Scheiben mit etwa 6 Zentimetern Durchmesser ausstechen. Ränder mit Eiweiß bestreichen, eine Portion von der Sauerkrautmasse in die Mitte einer Scheibe geben. Eine zweite Scheibe darüber legen und die beiden Teigscheiben an den Rändern gut aneinander drücken.
- Die Tortellini in Salzwasser 20 Minuten kochen. Anschließend in einem Nudelsieb abtropfen lassen.
- Für die Soße Tomatenmark mit Sauerrahm (saure Sahne) und gehackter Petersilie verrühren und mit Pfeffer abschmecken.

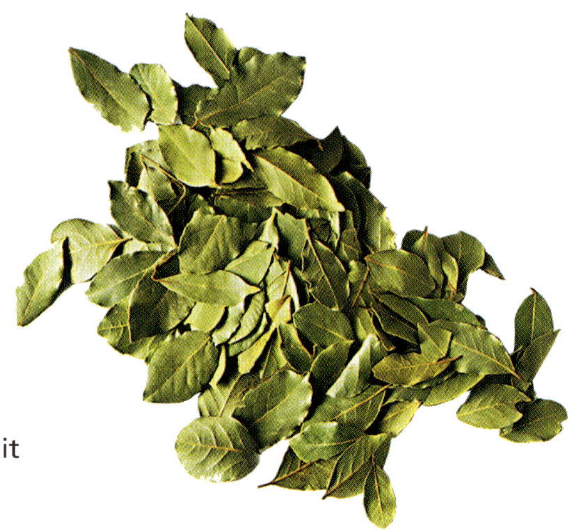

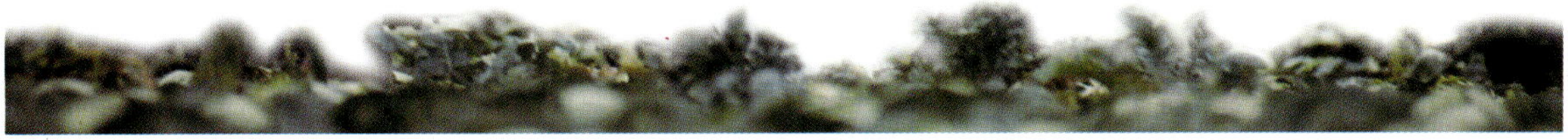

## Sauerkraut auf koreanisch:

# Rezepte mit Kimchi

*Von Kimchi, und wie man es macht, war schon die Rede. Kimchi ist aber nicht gleich Kimchi. Ja, es heißt sogar, dass in Korea jede Familie ihr eigenes Kimchi-Rezept habe. Auch die Art der Herstellung ist sehr unterschiedlich. Meist wird die Gemüsepaste zwischen die Blätter des halbierten Chinakohls gestrichen. Oft werden aber auch die einzelnen Kohlblätter abgezupft, mit der Gemüsepaste bestrichen und eingerollt. Die letztere Art ist von der Handhabung her etwas einfacher.*

*Das folgende Grundrezept für Kimchi ist deshalb ein Kompromiss: Es enthält nur Zutaten, die auch in Mitteleuropa problemlos erhältlich sind; es berücksichtigt die beengten Platzverhältnisse in einem mitteleuropäischen Kühlschrank. Und es schmeckt.*

*Als Hilfsmittel benötigt man nur einen Topf aus Ton oder Steingut mit einem gut schließenden Deckel. Ideal für die eigene Kimchi-Produktion ist der »Römertopf« aus unglasiertem Ton in seiner kühlschrankfreundlichen, länglich-ovalen Form.*

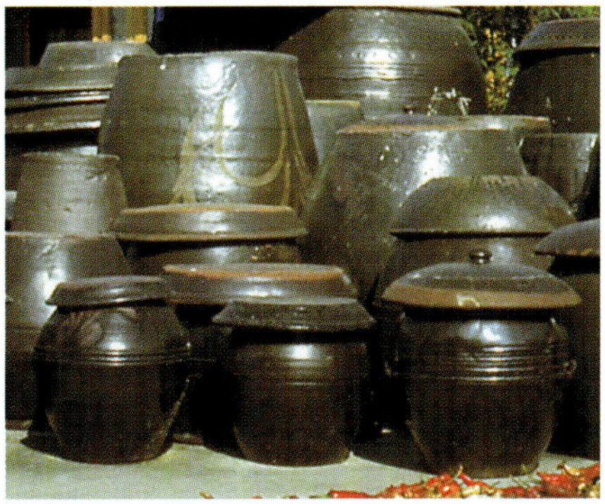

## Kimchi-Grundrezept

*1 Chinakohl*
*250 g Rettich · 1 Stange Lauch*
*2 Schalotten · 100 g Karotten*
*6 Knoblauchzehen · 5 EL Salz · 1 l Wasser*
*50 g frischer Ingwer · 2 EL Honig*
*2 EL Paprikapulver*
*1/2 TL Cayennepfeffer*

- Äußere Blätter des Chinakohls entfernen. Diese werden später zum Abdecken der Kimchi-Röllchen benötigt. Dann den Krautkopf der Länge nach durchschneiden und die einzelnen Blätter ablösen.
- Eine Lake aus 5 EL Salz auf einen Liter Wasser ansetzen. Die Menge richtet sich nach dem Fassungsvermögen des Topfes. Für einen einzigen Chinakohl reicht in der Regel 1 Liter Lake.
- Die Kohlblätter Schicht um Schicht in den Tontopf legen und jede Schicht mit etwas Lake übergießen. Nach der letzten Schicht den Rest der Lake in den Topf gießen. Mit dem Deckel verschließen und bei Zimmertemperatur etwa 10 bis 12 Stunden ziehen lassen.
- Für die Gemüsepaste Rettich, Lauch, Schalotten und Karotten klein schneiden.
- Knoblauchzehen pressen und Ingwer schaben. Beide mit Honig, Paprika und Cayennepfeffer verrühren und mit dem Mixer fein pürieren. Diese Paste mit dem klein geschnittenen Gemüse vermengen.
- Die Kohlblätter aus der Salzlake nehmen, einzeln in ein Nudelsieb legen und unter fließendem Wasser abwaschen. Dann die Blätter mit der Gemüsepaste bestreichen und einrollen.
- Die Röllchen nebeneinander und möglichst ohne Zwischenraum in den Tontopf schlichten und mit den beiseite gelegten äußeren Blättern des Chinakohls abdecken. Etwas niederpressen, damit unnötige Luft entweicht, und den Topf mit dem Deckel gut verschließen. Er kommt in das oberste (wärmste) Fach des Kühlschranks. Die ideale Temperatur liegt zwischen 4 und 8 °C. An sich sollte die jetzt stattfindende Milchsäuregärung natürlich in einem kühlen Keller stattfinden. Wer einen solchen hat, kann den Kühlschrank klarerweise vergessen!
- Nach 6 bis 7 Tagen ist die Gärung abgeschlossen und das Kimchi reif für den Genuss. Während der Gärzeit darf der Deckel nicht geöffnet werden! Kimchi kann als Beilage zu Fisch und Fleisch genossen werden, aber auch – zu einem knusprigen Weckerl – als gesunde Zwischenmahlzeit. Und natürlich kann man Kimchi auch typisch koreanisch als Ausgangsbasis für Suppen oder Kuchen verwenden.

## Kimchi-Suppe

*300 g Kimchi*
*500 g mageres Rindfleisch*
*5 EL Sesamöl*
*5 EL Sojasoße*
*4 Knoblauchzehen*
*2 Schalotten*
*Pfeffer*

- Rindfleisch in kleine Streifen schneiden und in einem Suppentopf in Sesamöl gut anbraten. Knoblauchzehen pressen, Schalotten in feine Ringe schneiden. Beides zum Fleisch geben und mit etwas Wasser aufgießen. Sojasoße einrühren und die Brühe kurz aufkochen.
- Die Kimchi-Röllchen in Scheiben schneiden und in den Topf geben. Die Suppe wird nun zugedeckt auf kleiner Flamme etwa 30 Minuten gekocht. Erst vor dem Servieren mit Pfeffer abschmecken.

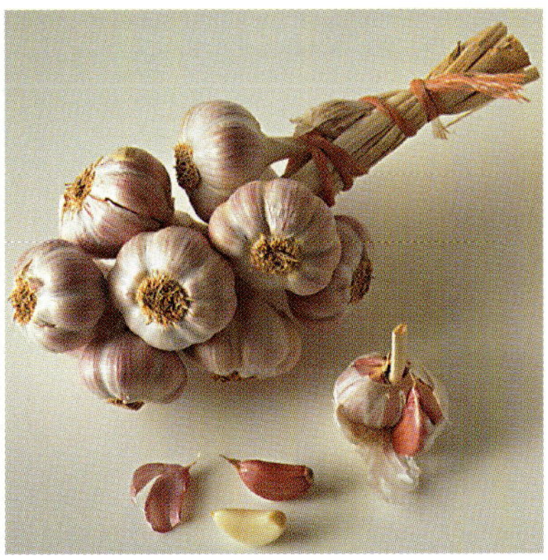

## Kimchi-Kuchen

FÜR DEN TEIG:

*250 g glattes Mehl*
*1/4 l Milch · 1/8 l Mineralwasser*
*3 Eier · Salz und Pfeffer*
*Sesamöl zum Backen*

FÜR DIE FÜLLUNG:

*300 g Kimchi*
*200 g gekochtes Rindfleisch*
*3 EL Sesamkörner*

- Mehl in eine Schüssel sieben. Mit Milch, Mineralwasser und den Eiern zu einem glatten, eher flüssigen Teig verrühren. Mit Salz und Pfeffer abschmecken und einige Minuten rasten lassen. Dann noch einmal gut durchrühren.
- Das gekochte Rindfleisch in kleine Würfel und die Kimchi-Röllchen in Scheiben schneiden.
- In einer Bratpfanne Sesamöl erhitzen. Die Hälfte des Teiges eingießen und kurz anbacken. Die obere Schicht soll noch flüssig sein, wenn man die Pfanne wieder vom Herd nimmt.
- Auf die Teigschicht in der Pfanne zuerst das Rindfleisch, dann das Kimchi verteilen und mit Sesamkörnern bestreuen. Mit dem restlichen Teig übergießen.
- Das Backrohr auf 180 °C vorheizen und den Kimchi-Kuchen in der Pfanne auf mittlerer Schiene in etwa 35 Minuten goldgelb backen. Heiß aus dem Rohr wie eine Torte in Portionen teilen, diese auf Teller heben und sofort servieren.

# Chopsuey

*300 g gekochtes Rindfleisch*
*300 g gekochtes, mageres Schweinefleisch*
*2 Schalotten · 2 rote Paprikaschoten · 2 EL Butter*
*5 EL Sojakeimlinge · 2 EL Tabascosoße*
*eine Prise Salz · 6 Röllchen Kimchi*

FÜR DIE MARINADE:

*1/4 l Wasser · 1/4 l Sojasoße*
*1/8 l trockener Sherry*
*2 EL brauner Kandiszucker*
*1 Zimtstange · 1 TL gemahlener Ingwer*
*1/2 TL gemahlener Fenchelsamen*
*eine Prise Pfeffer*

- Für die Marinade Wasser, Sojasoße und Sherry in einen Topf gießen und zum Kochen bringen. Kandiszucker, Ingwer, Fenchelsamen und Zimtstange beigeben. Unter häufigem Rühren etwa 5 Minuten kochen. Dann etwas abkühlen lassen und mit Pfeffer abschmecken.
- Das gekochte Rind- und Schweinefleisch in schmale Streifen schneiden und mit der heißen Marinade übergießen. Etwa 10 bis 12 Stunden ziehen lassen – also am besten über Nacht.
- Am nächsten Tag die Marinade in einen Topf abseihen. Paprikaschoten entkernen und in feine Ringe schneiden. Schalotten ebenfalls in Ringe schneiden. Beide in einer Pfanne in Butter anrösten. Sojakeimlinge dazugeben, durchrühren und dann mit der Marinade aufgießen. Kurz aufkochen lassen, dann das in Scheiben geschnittene Kimchi dazugeben und vom Herd nehmen.
- Fleisch in den Topf geben und nun das Ganze wieder erwärmen, aber nicht mehr kochen lassen. 10 Minuten ziehen lassen, dann mit Tabascosoße und eventuell etwas Salz abschmecken, auf Tellern anrichten und servieren. Als Beilage passt Reis.

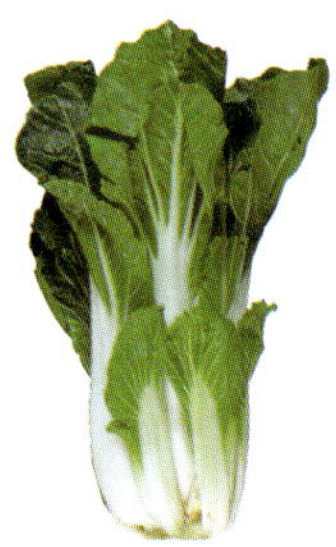

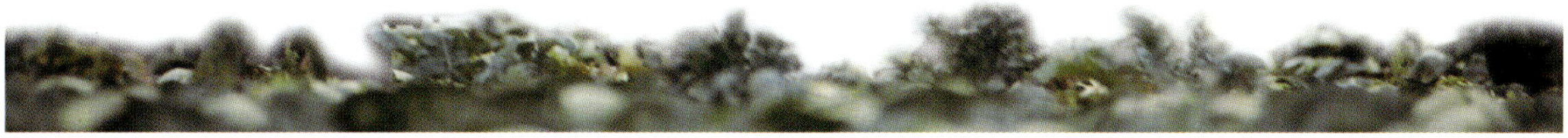

## Heilkraft bei vielen Wehwehchen:

# Kohl und Sauerkraut als Hausmittel

Für Sebastian Kneipp war das Sauerkraut nicht nur gesundheitsfördernde Nahrung. Er sah es als echtes Heilmittel – und das aus gutem Grund. Weil für Pfarrer Kneipp der Grundsatz des Hippokrates maßgeblich war, wonach die tägliche Nahrung die Medizin sein solle, empfahl Kneipp grundsätzlich zumindest vor einer Mahlzeit täglich einige Gabeln rohen Sauerkrauts als Vorspeise.

Die gesundheitsfördernden Eigenschaften des Sauerkrauts als Teil des Speiseplans konnte Pfarrer Kneipp von frühester Kindheit an selbst erfahren. Als Bauernsohn fand er es beinahe täglich auf dem Mittagstisch. In erster Linie sah er das Sauerkraut segensreich für den Magen und den Darm. Er empfahl es seinen Patienten bei Darmträgheit und Verstopfung genauso wie bei Geschwüren und Infektionen im Magen-Darm-Bereich. Was heute durch die Entdeckung des Anti-Ulkus-Faktors wissenschaftlich belegt ist, nutzte Sebastian Kneipp auf Grund seiner Erfahrung mit dem Sauerkraut. Der Kranke sollte morgens auf nüchternen Magen eine Tasse rohes Sauerkraut essen oder ein Glas Sauerkrautsaft trinken. Kneipp erkannte nämlich, dass die Heilkraft, die im Kraut steckt, auch und vielleicht noch konzentrierter in der Lake vorhanden ist. Der Sauerkrautsaft ist deshalb nicht nur für die innere Anwendung geeignet, er kann bei einer Vielzahl von Leiden auch äußerlich angewandt werden. Kneipp verordnete Krautwasserumschläge bei Geschwüren, Entzündungen, Quetschungen und Insektenstichen.

Eine Zusammenfassung der Bedeutung von Sauerkraut und Sauerkrautlake in der Heilkunst des Pfarrers Kneipp findet sich im

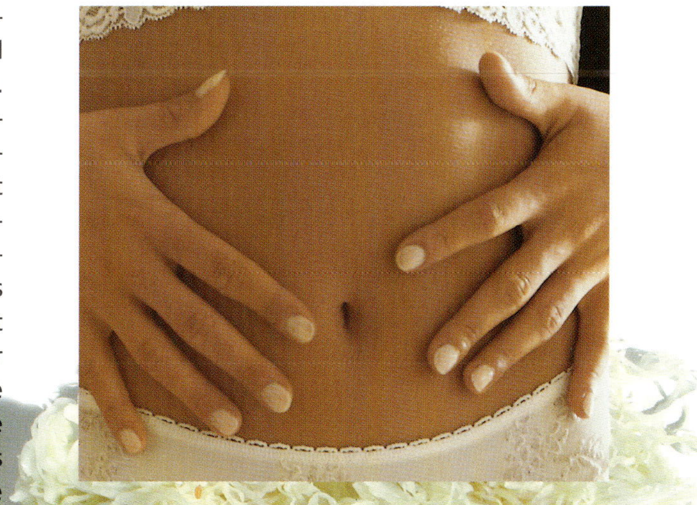

*Kneipp empfahl Sauerkraut bei Darmträgheit und Verstopfung sowie bei Geschwüren und Infektionen im Magen-Darm-Bereich.*

»Kneipp-Boten« vom 7. März 1905, erschienen in Bad Wörishofen. Der Herausgeber dieser Schrift, Dr. med. Baumgarten, begründete die Notwendigkeit dieser Auflistung mit dem Umstand, dass das Sauerkraut »zu den diätetischen Lieblingen Kneipps gehört und von ihm oft und vielseitig mit Wärme besprochen wird«.

In Kneipps Heimat, dem Schwabenland, gehöre das Sauerkraut zum täglichen Mittagstisch der Landbevölkerung. Dazu kam eine Suppe, eine geröstete Mehlspeise und als Abschluss eine Schüssel Milch oder Sauermilch. »Bei diesem allgemein gebräuchlichen Mittagstisch«, wird Kneipp zitiert, »bleiben die Leute recht kräftig und gesund und viele kommen tief in die achtziger Jahre.« Kneipp sah den Vorteil dieser kulinarischen Kombination nicht nur in deren Nährwert, sondern auch in der Verträglichkeit: »Mit dem Kraut verbindet sich die Suppe und gibt einen Brei, den die Magensäfte recht gut verarbeiten können. In diese Mischung kommt dann die Hauptspeise.«

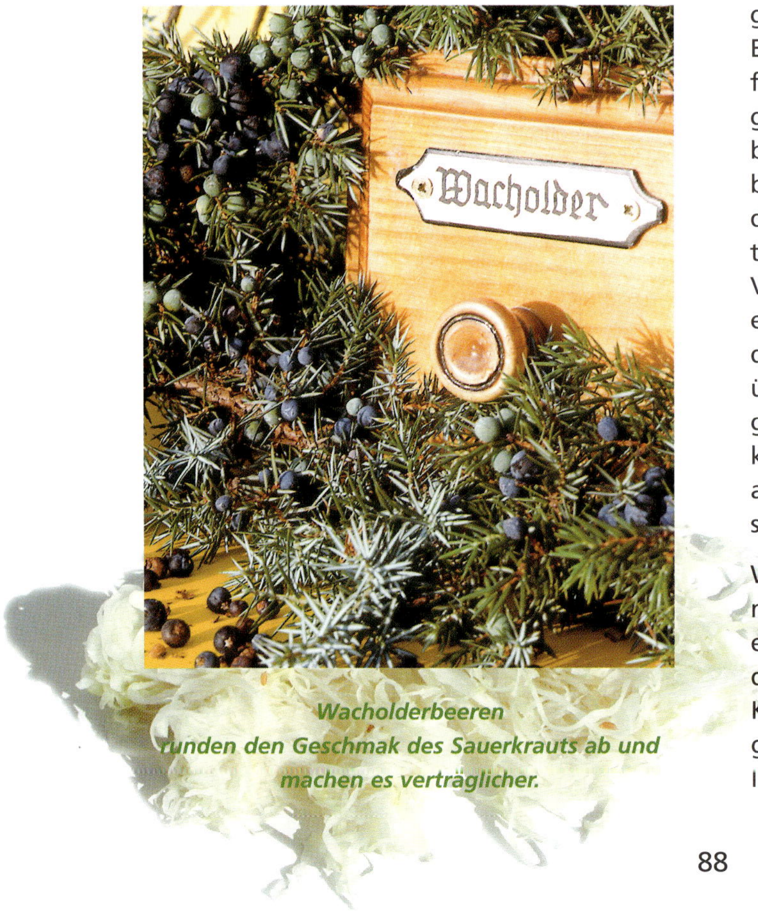


*Wacholderbeeren runden den Geschmak des Sauerkrauts ab und machen es verträglicher.*

## Gewürze als »integrierte Arzneien«

Bei der Herstellung des Sauerkrauts sei aber, so Kneipp, Zurückhaltung bei der Salzbeigabe angebracht: »Gewöhnlich wird beim Einmachen des Krauts dadurch schwer gefehlt, dass man zu viel Salz hinzutut.« Dagegen empfiehlt er, das Kraut mit Wacholderbeeren, Kümmel und Fenchel zu würzen. Die beiden letzteren haben nicht nur Einfluss auf den Geschmack. Sie verbessern auch die Verträglichkeit, weil sie Blähungen verhindern. Viele Ärzte verbieten Herzkranken das Sauerkraut, weil es Blähungen bewirkt und diese einen Druck auf das Zwerchfell ausüben. Würzt man das Sauerkraut jedoch ausgiebig mit Kümmel und Fenchel, gibt es keine Gasbildung und das Sauerkraut kann auch von Herzkranken unbedenklich genossen werden.

Wie abwechslungsreich der gesunde Genuss mit Sauerkraut selbst in der einfachen, bäuerlichen Küche gestaltet werden kann – auch das verrät uns Pfarrer Kneipp: »Kennt Ihr die Krautnudeln? – Hört, Leute, das ist ein ausgezeichnetes und gesundes Gericht! Da dürft Ihr schon lieber zwei als eine Portion essen.

Es ist mein Leibgericht und ich ziehe es allen anderen Speisen vor. Kraut wird fein geschnitten und in den Nudelteig eingeknetet; daraus werden die Nudeln gemacht, zuerst gekocht und dann mit Eiern geröstet.« Und für Kinder, welche »sehr verkümmert und armselig« sind, empfiehlt er klein geschnittenes Sauerkraut mit Kartoffeln vermischt als Nähr- und Kräftigungsmittel.

Über die Heilwirkung des Sauerkrauts erfahren wir von Sebastian Kneipp: »Es ist ein heilkräftiges Kraut für den Magen. Die Säure des Krauts dient am besten zur Vermehrung der Verdauungssäfte, sie reinigt ferner Magen und Gedärme. Noch besser als das Kraut wirkt das Krautwasser; das ist jenes Wasser, welches sich im Einmachfass abgesondert hat. Davon nehme man mehrere Tage hindurch dreimal täglich ein bis zwei Löffel voll, das tut dem Magen wohl!«

Die Sauerkrautlake empfiehlt Kneipp auch als »leichtes und billiges Abführmittel, wenn man in der Frühe einen halben Schoppen davon trinkt«. Zudem sei das Krautwasser, äußerlich angewandt, ein vorzügliches Heilmittel: »Das Krautwasser reinigt, kühlt und heilt. Man macht Umschläge, die man von Zeit zu Zeit mit Krautwasser frisch übergießt.«

Das Auflegen von grünen Blättern des Weiß- oder Spitzkohls bei Verletzungen, Entzündungen und Geschwüren ist in der Volksmedizin von alters her gebräuchlich. Eine noch bessere Wirkung verspricht Pfarrer Kneipp jedoch von nassen Umschlägen mit Sauerkrautsaft. Er dürfte sich dabei auf eingehende Beobachtungen gestützt haben, denn leichtfertige Aussagen findet man bei Sebastian Kneipp nicht. Auch war ihm wohl die Arbeit eines Zeitgenossen, des französischen Arztes Dr. Blanc, bekannt. Dieser arbeitete ab 1851 am Hospice de Romans in Drôme und beschrieb in einer umfangreichen medizinischen Forschungsarbeit über die Heilwirkung von Kohlblättern und Kohlblattumschlägen seine umfangreichen Erfahrungen, wie beispielsweise mit einem Geschwür am Bein eines Bauern:

»Schon nach halbtägiger Behandlung beobachtete ich ein Phänomen, das mich erschreckte und wunderte. Haut und Geschwür, die bis dahin ein ausgesprochen ausgetrocknetes Aussehen gehabt hatten, begannen nun plötzlich, offenbar unter dem

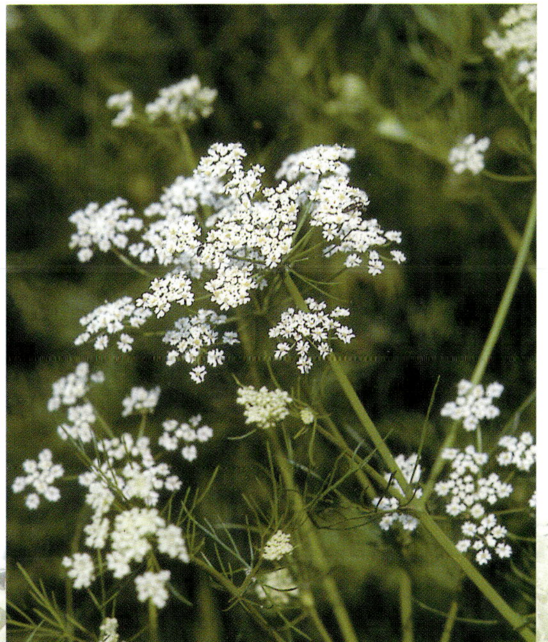

*Würzt man das Sauerkraut ausgiebig mit Kümmel und Fenchel, beugt man Blähungen vor.*

Einfluss der Kohlblätter, eine reichlich fließende jauchige Flüssigkeit abzusondern, die schon in den ersten Stunden eine Menge Unreinigkeiten herausschwemmte. Die Ränder des Geschwürs senkten sich und wurden schön rosafarben, das Bein, vorher gerötet und geschwollen, nahm wieder normale Form und Farbe an.«

Heute gehören Wunden, Brandwunden, Geschwüre etc. natürlich ärztlich versorgt!

## Kohl als »Hausarzt des Volkes«

Der Kohl sei in der Heilkunde das, was das Brot in der Nahrung ist: Der Kohl ist der Arzt des Volkes, schrieb Dr. Blanc. In der Volksmedizin wurden Kohlblätter und Umschläge mit Sauerkrautsaft auch bei Insektenstichen, Pusteln und Ausschlägen, Rheuma, Gürtelrose, Gesichts- und Zahnneuralgien und Ischiasbeschwerden angewandt. In der heutigen Zeit sollte man bei länger anhaltenden Beschwerden auf jeden Fall einen Arzt konsultieren.

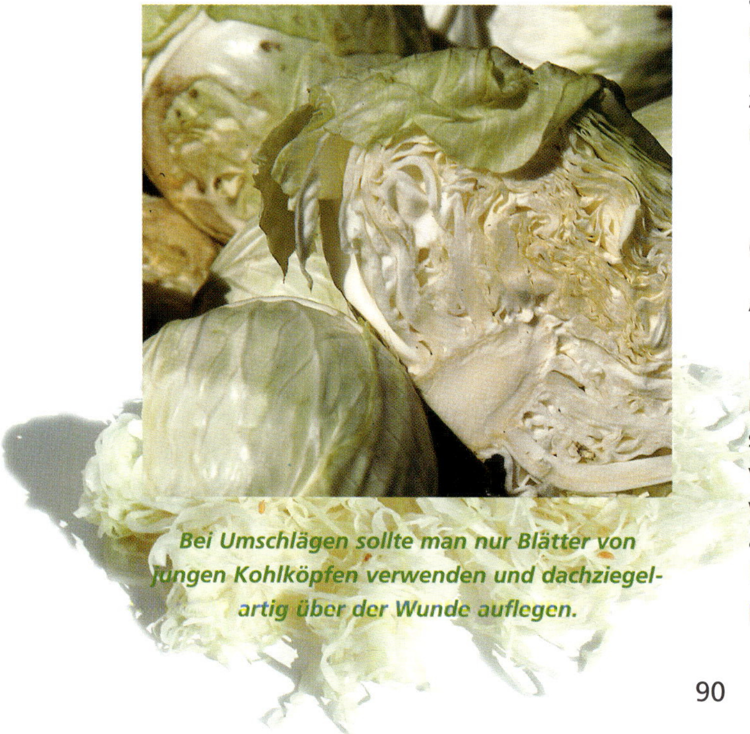

*Bei Umschlägen sollte man nur Blätter von jungen Kohlköpfen verwenden und dachziegelartig über der Wunde auflegen.*

Die Anwendung von Kohlblatt- oder Sauerkrautsaft-Umschlägen ist ganz einfach. Kohlblätter werden zuerst gründlich mit lauwarmem Wasser gewaschen und anschließend für etwa eine Minute in heißes, aber keinesfalls kochendes Wasser gelegt. Dann nimmt man sie heraus, tupft sie trocken und rollt sie mit Hilfe eines Walkholzes oder einer Flasche. Dadurch werden sie weich und die vorstehenden Blattrippen werden zerquetscht.
Für breite Umschläge auf Brust, Schulter, Rücken oder Bauch verwendet man die ganzen Blätter und entfernt nur die Verzweigungen. Man schichtet mehrere Blätter übereinander auf die Stelle, die behandelt werden soll, und fixiert sie mit einem Verband. Für kleinere Stellen kann man die Blätter in Streifen zerschneiden und mehrere Streifen übereinander schichten.

## Gegen Insektenstiche, Akne und Kater

Der Sauerkrautsaft für Umschläge sollte möglichst von salzarm eingemachtem Kraut stammen. Wer Sauerkrautsaft als Hausmittel verwenden will, sollte sein Sauerkraut entweder selbst herstellen oder beim Einkauf auf diesen Umstand besonderes Augenmerk legen. Klarerweise darf das Sauerkraut nicht pasteurisiert oder sterilisiert sein.

Die lebenden Milchsäurebakterien sind schließlich ein wertvolles Plus im Sauerkrautsaft – auch in seiner Funktion als volksmedizinisches Hausmittel. Vor der Anwendung wird der Sauerkrautsaft etwas erwärmt. Er soll lauwarm sein, also etwa Körpertemperatur aufweisen. Die schmerzende Stelle wird ausgiebig mit dem Krautwasser gewaschen. Dann tränkt man ein Stück Mull damit, legt es auf die betreffende Stelle und fixiert es mit einem locker sitzenden Verband. Alle drei bis vier Stunden sollte der Verband erneuert werden.

Gesundheitliche Probleme, bei denen Kohlblatt- oder Sauerkrautsaft-Umschläge wirkungsvolle und rasche Hilfe bringen, sind vor allem Insektenstiche, rheumatische Schmerzen, neuralgische Schmerzen und Hautprobleme.

Gegen einzelne Warzen gibt es ein altbewährtes Hausmittel: Tagsüber reibt man sie mehrmals mit einer halbierten Knoblauchzehe ab. Nachts macht man einen Kohlblatt- oder Sauerkrautsaft-Umschlag. Am Morgen wird die Stelle mit der Warze sorgfältig gewaschen und der Vorgang mit der Knoblauchzehe erneut begonnen. Bei hartnäckiger Akne ist mehrmals täglich eine Gesichtswäsche mit Sauerkrautsaft eine jener wenigen Maßnahmen, die tatsächlich helfen.

Und wer nach einer durchzechten Nacht mit Brummschädel und pelzigem Geschmack im Mund aufwacht, sollte den Tag mit einem Glas Sauerkrautsaft (innerlich) beginnen. Immerhin wussten schon die alten Griechen und Römer das Sauerkraut als Hausmittel gegen den Kater zu schätzen. Es hat bis heute nichts von seiner beschwichtigenden und belebenden Kraft verloren.

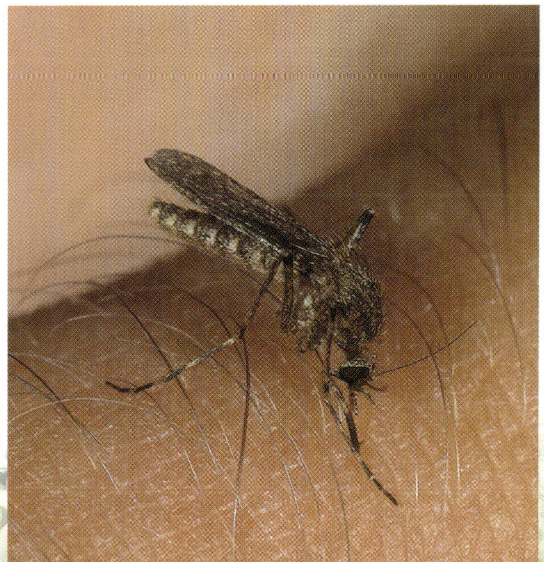

*Bei Insektenstichen bringen Kohlblatt- oder Sauerkrautsaft-Umschläge wirkungsvolle und rasche Hilfe.*

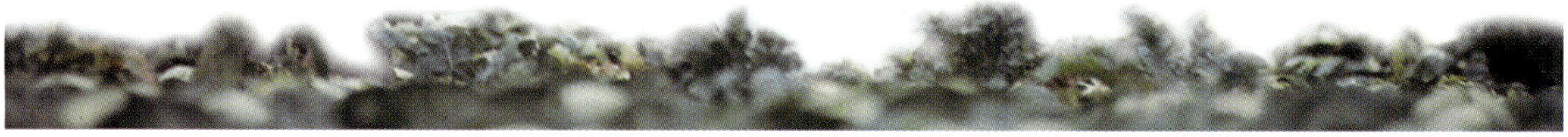

## Abnehmen ohne Hunger:

# Die Sauerkraut-Kur

Ein Plus an Gesundheit gegen ein Minus an Gewicht – das ist wohl das Ideal all jener, die ein Zuviel an Kilos zu tragen haben. Ein »Light-Produkt«, das diesem Ideal entspricht, ist das Sauerkraut. Bei seiner Vielzahl an wertvollen Inhaltsstoffen haben 100 Gramm trotzdem nur 17 Kilokalorien. Sauerkraut ist reich an Ballaststoffen. Es führt rasch zu einer guten Sättigung und verhindert damit das ständige Hungergefühl, das die meisten »Abmagerungskuren« so unerträglich macht. Kurz gesagt: Sauerkraut ist nicht nur ein wertvolles Lebensmittel, es ist auch ein ideales Mittel zum Abnehmen und Entschlacken.

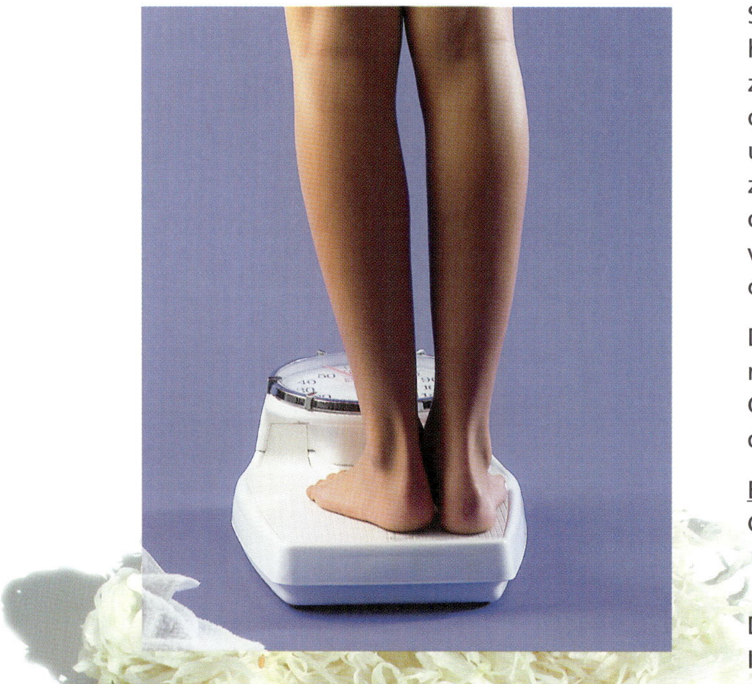

*Die Sauerkraut-Kur bringt nicht nur den primär erwünschten Effekt der Gewichtsverminderung …*

Spricht man vom richtigen Körpergewicht, hat man es mit einem eher unklaren Begriff zu tun. Die Ernährungswissenschaftler haben deswegen ein einfaches System entwickelt, um den Begriff des Körpergewichts genauer zu fassen: den so genannten »Body-Mass-Index«. Das ist von Bedeutung, weil man sich vor jedem Abnehmen die Frage stellen sollte, ob es überhaupt notwendig ist.

Den Body-Mass-Index errechnet man, indem man das Gewicht in Kilogramm durch das Quadrat der Körpergröße in Metern dividiert.

<u>Ein Beispiel:</u>
Gewicht 72 kg, Körpergröße 1,70 m, also

$$72 : (1{,}70 \times 1{,}70) = 72 : 2{,}89 = 24{,}91$$

Die erhaltene Zahl 24,91 ist der Body-Mass-Index. Liegt er bei Frauen zwischen 19 und 25 bzw. bei Männern zwischen 20 und 25, spricht man vom Normalgewicht. Eine Zahl unter 19 bzw. 20 zeigt Untergewicht, eine über 25 Übergewicht. Zwischen 25 und 30 ist das Übergewicht in einem Bereich, für den die Sauerkraut-Kur bestens geeignet ist. Bei einem Body-Mass-Index über 30 sollte jede Maßnahme zur Gewichtsreduktion, nicht nur die Sauerkraut-Kur, in Absprache mit dem Arzt erfolgen.

Die Sauerkraut-Kur bringt nicht nur den primär erwünschten Effekt der Gewichtsverminderung. Sie führt darüber hinaus zu einer Entschlackung und Entgiftung des Körpers, bringt das gesamte Verdauungssystem in Schwung, stärkt das Immunsystem und verbessert das Hautbild.

Die Kur selbst ist denkbar einfach aufgebaut:

- Täglich vor dem Frühstück ein Glas Sauerkrautsaft – auf nüchternen Magen, langsam und schluckweise getrunken.
- Vor jeder Hauptmahlzeit wiederum ein Glas Sauerkrautsaft und danach eine Schale rohes Sauerkraut.
- Ersetzen Sie alle Zwischenmahlzeiten, Jause und Snacks durch eine Schale Sauerkraut, Sauerkraut-Salat oder Kimchi.
- Machen Sie das über vier bis sechs Wochen hinweg möglichst konsequent.

Das übliche Kalorienzählen können Sie bei der Sauerkraut-Kur vergessen. Nicht vergessen sollten Sie allerdings, Ihre Ernährungsgewohnheiten einer kritischen Betrachtung zu unterziehen. Während der Kur erreichen Sie durch den Genuss von Sauerkraut-Saft und Sauerkraut direkt vor einer Mahlzeit eine Grundsättigung. So kann die Mahlzeit selbst um einiges bescheidener ausfallen – von der Menge gesehen. Und es wird leichter, tatsächlich aufzuhören, wenn man satt ist.

Viele Menschen, die mit der Sauerkraut-Kur zu einem neuen Wohlgefühl gefunden haben, behalten diese Praxis auch nach der eigentlichen kurmäßigen Anwendung bei. Das tut dem Körper gut und verhindert den berüchtigten »Jo-Jo-Effekt«: Zuerst nimmt man ab, aber bald nach der Kur wieder zu. Wer Sauerkraut und dessen Saft in seine alltäglichen Ernährungsgewohnheiten integriert, hat damit keine Probleme. Denn dann sind Sie und bleiben auch: gesund und schön – mit Sauerkraut!

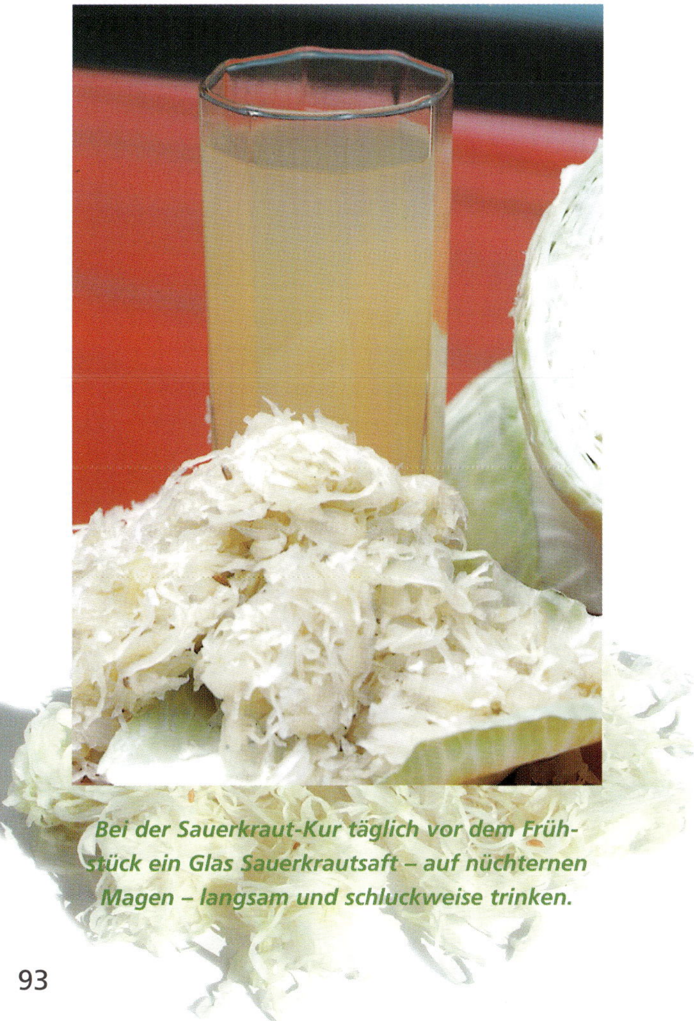

*Bei der Sauerkraut-Kur täglich vor dem Frühstück ein Glas Sauerkrautsaft – auf nüchternen Magen – langsam und schluckweise trinken.*

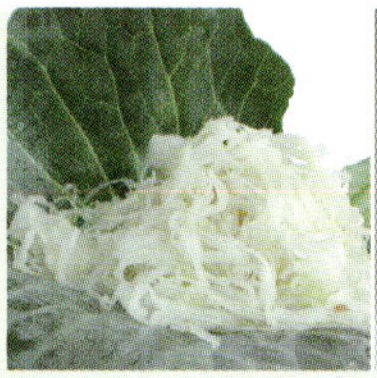
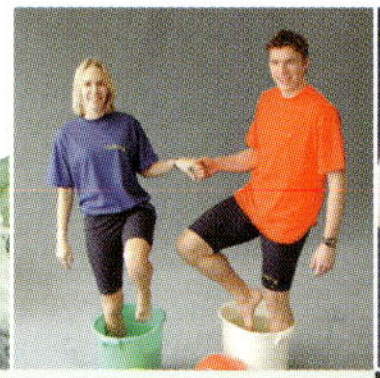
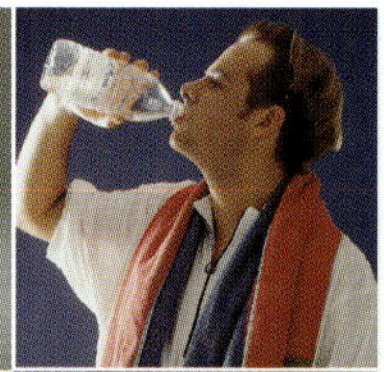
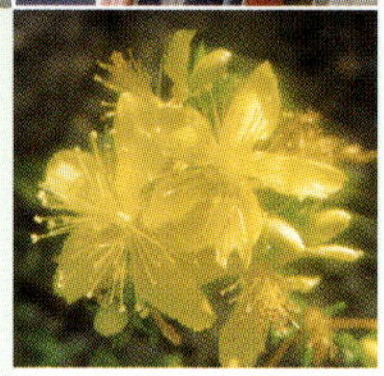
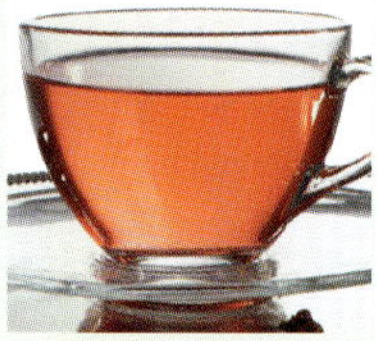

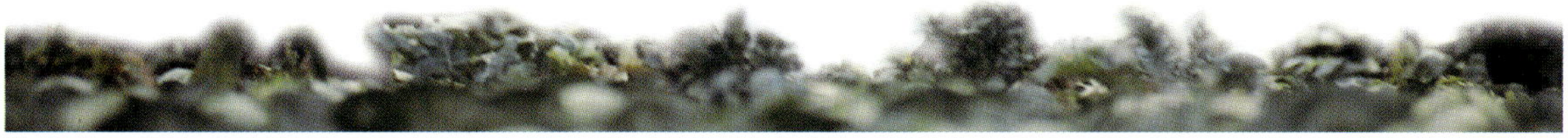

# Literaturangaben

Groeneveld, M., Leitzman, C.: Zum Vorkommen antikanzerogener Substanzen in Lebensmitteln, speziell in milchsauren Produkten. Aktuelle Ernährungsmedizin 12, S. 202-204, 1987

Müller, C., Friedel, A., Michel, P., Oh, Y.-J., Hwang, I.-J., Leitzmann, C.: Der Einfluss von Sauerkraut und Kimchi auf bakterielle Enzymaktivitäten und den pH-Wert im Stuhl des Menschen. Aktuelle Ernährungsmedizin 18, S. 351-356, 1993

Lange, E.: Probiotics – Bakterien für die Gesundheit. München 1997

Rosenblatt, L., Christandl, F.: Kochen mit Sauerkraut und Sauerrüben. Augsburg 1997

Wöllauer, P.: Sauerkraut bis Salmonellen. Bakterien, Pilze, Hefen: Ihr Nutzen und Schaden in Lebensmitteln. Neustadt 1995

Wimpffen, H. H. v.: Sauerkraut. Wien 1996

Maier-Bruck, F.: Vom Essen auf dem Lande. Das große Buch der österreichischen Küche und Hausmannskost. Wien 1976

Münzing-Ruef, I.: Kursbuch gesunde Ernährung. Die Küche als Apotheke der Natur. München 1995

Wieloch, E.: Gesund durch Gemüse. Leipzig 1980

Wirths, W.: Lebensmittel in ernährungsphysiologischer Bedeutung. Paderborn 1985

Morgan, B. und R.: Geistig fit durch richtige Ernährung. Stuttgart 1988

May, W.: Die Heilkräfte in unserer Nahrung. Regensburg 1989

Herrmann, K.: Exotische Lebensmittel. Heidelberg 1983

Gergely, St. M.: Diät – aber wie? München 1984

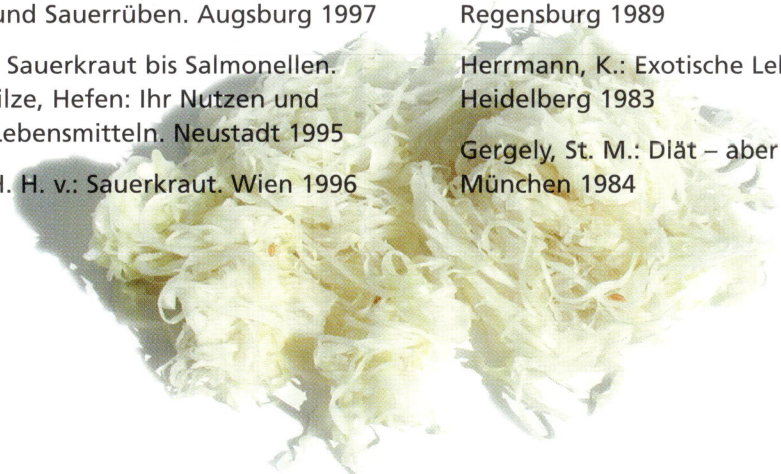

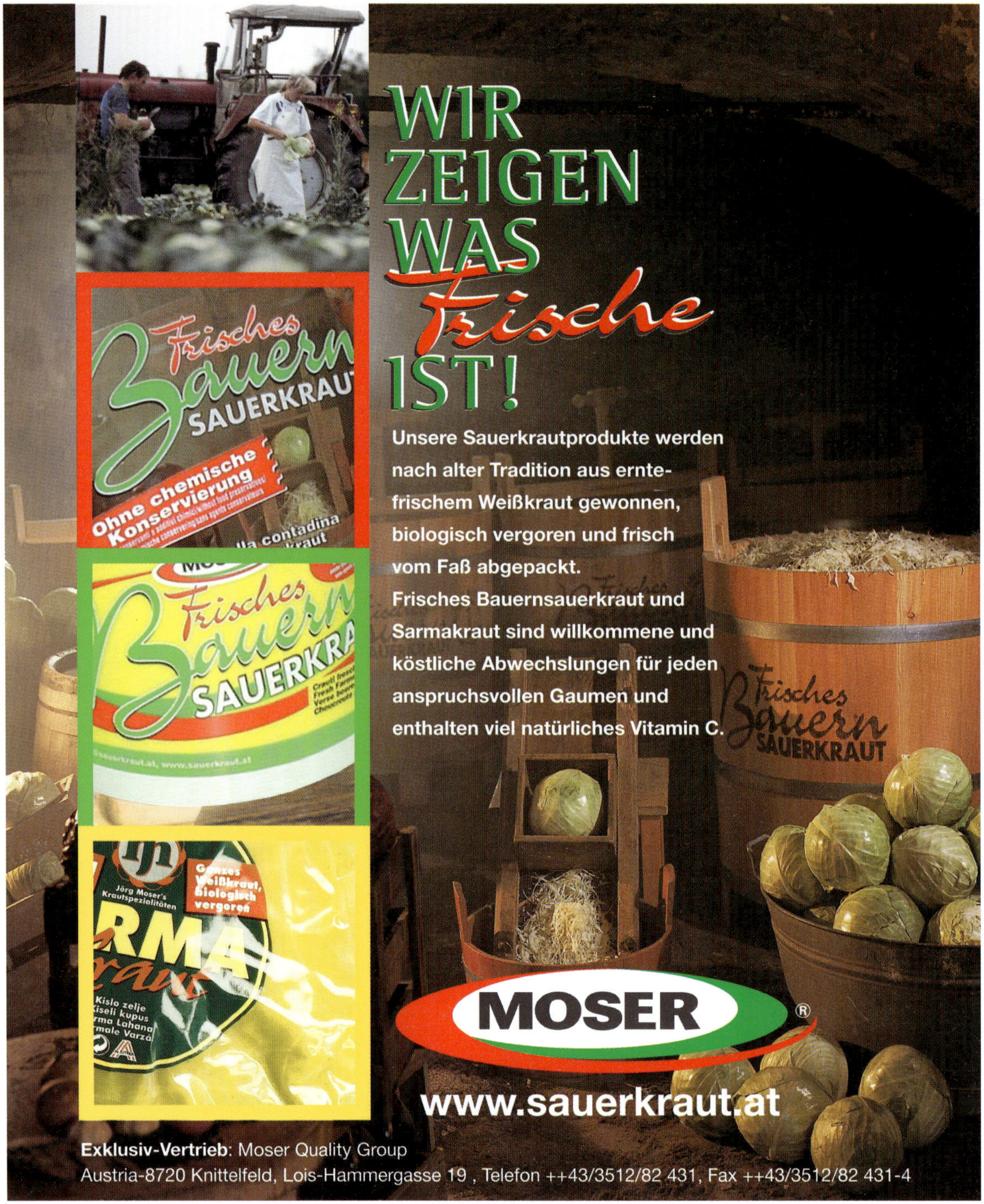

WIR ZEIGEN WAS Frische IST!
Unsere Sauerkrautprodukte werden nach alter Tradition aus ernte-frischem Weißkraut gewonnen, biologisch vergoren und frisch vom Faß abgepackt.
Frisches Bauernsauerkraut und Sarmakraut sind willkommene und köstliche Abwechslungen für jeden anspruchsvollen Gaumen und enthalten viel natürliches Vitamin C.
Frisches Bauern SAUERKRAUT
Ohne chemische Konservierung
Ganzes Weißkraut, biologisch vergoren
Jörg Moser's Krautspezialitäten
MOSER®
www.sauerkraut.at
Exklusiv-Vertrieb: Moser Quality Group
Austria-8720 Knittelfeld, Lois-Hammergasse 19 , Telefon ++43/3512/82 431, Fax ++43/3512/82 431-4